AF314813

BAUDRY DE SAUNIER

ÉDUCATION SEXUELLE

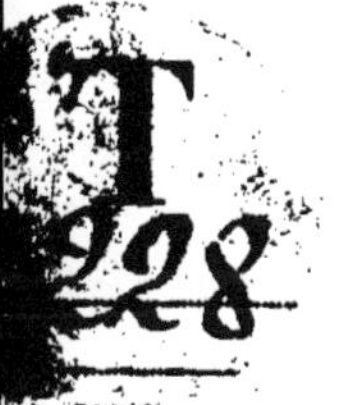

FLAMMARION

ÉDUCATION SEXUELLE

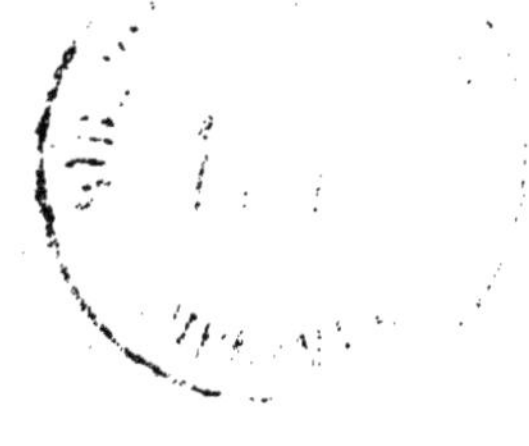

BAUDRY DE SAUNIER

ÉDUCATION SEXUELLE

41 Illustrations

ERNEST FLAMMARION, ÉDITEUR
26, RUE RACINE, PARIS

RÉPONSE A TROIS QUESTIONS

— **Qu'est-ce que ce livre?** — Un petit traité de mécanique. De mécanique humaine. Un traité des organes dont tout homme et toute femme ont la hantise perpétuelle, dont le fonctionnement normal a le but le plus noble qui soit, le don de la vie.

— **Est-il bon à mettre dans toutes les mains?** — Je pense que oui. D'autres penseront que non, et je ne trouverai pas ridicule leur opinion. C'est aux personnes qui ont charge morale d'enfants, de jeunes filles ou de jeunes gens qu'il appartient de décider si oui ou non un tel ouvrage peut faire du bien à leurs pupilles.

— **Ne craignez-vous pas les inimitiés qu'il peut, publiquement ou sournoisement, vous créer?** — Les amitiés enthousiastes qu'il me vaudra dépasseront les hypocrisies qu'il suscitera certainement. Le Courage paie toujours superbement.

Enfin, lise ce livre qui le voudra ou le pourra, en public ou en privé, ou même en cachette ! Peu importe. L'essentiel est que le livre soit probe, propre, et utile ; qu'il aide beaucoup de mes lecteurs et lectrices à préserver leur honneur, leur bonheur, leur santé et peut-être leur vie. L'essentiel est qu'il soit instructif et surtout éducateur, qu'il rappelle ou qu'il enseigne la dignité des fonctions sexuelles.

Toute correspondance peut être adressée à M. Baudry de Saunier, chez Flammarion, 26, rue Racine, Paris (6e).

POURQUOI J'AI ÉCRIT CET OUVRAGE.

Il y a un an, j'ai reçu la lettre suivante :

... A la suite de la discussion sur l'éducation des enfants qui s'est engagée avant-hier dans un coin du salon de Mme X..., vous vous le rappelez, je me permets de vous écrire pour vous demander conseil sur un très grave sujet. Vous m'en excuserez, mais il me semble que vous saurez me comprendre, et peut-être me tirer d'embarras.

Vous le savez, j'ai perdu mon mari, il y a cinq ans, des suites de la guerre. Il m'a laissée presque sans fortune. Mais je garde de lui ce qu'il appelait « le meilleur de lui-même », deux enfants. Ah ! Ils sont bien le meilleur de moi-même aussi, la seule raison qui me reste de lui survivre !

Jean a aujourd'hui seize ans, et Jeanne en a quinze. Je dois à la mémoire de leur père, à ma fierté, après avoir été jusqu'ici leur *maman*, de devenir leur *conseillère*.

Les voici presque homme et femme. Ils cherchent, ils questionnent. Je réponds de mon mieux, comme je le puis. Hélas, à certaines questions, naïves à la fois et terribles, que dois-je répondre ?

La qualité primordiale d'une conseillère est la sagesse. Mais, ici, où est la sagesse ? Est-ce sagesse que de dire ce qu'on doit taire ? Inversement est-ce sagesse que de laisser ignorer un danger, sous couleur de je ne sais quel idéalisme ?

Or, s'il faut que je réponde avec exactitude aux questions candides que me posent mes enfants, par quels mots pourrai-je le faire ?

Comprenez-moi bien, je vous en supplie ! Vous devinez, n'est-ce pas, que je ne suis pas du tout imbue des idées éducatives d'autrefois : la jeune fille, oie blanche ! Non, l'Agnés de Molière, même du temps de Louis XIV, n'était, à mon avis, qu'une sotte ou qu'une rouée. Je déplorerais que ma Jeanne fût la première, et je serais honteuse qu'elle fût la seconde.

Je peux disparaître bientôt. Alors qui, au point de vue que je vous expose, prendra soin de mes chers enfants ?

Jean se prépare à Centrale. Evidemment, même à son jeune âge, il sait de la théorie de ces matières beaucoup plus que moi-même peut-être (si vous saviez combien là-dessus les pauvres femmes, les mères de famille elles-mêmes, sont ignorantes !). Mais quelles conceptions fausses son imagination   ou la conversation de ses camarades — ne lui a-t-elle pas données !

Ai-je tort de penser que mon petit ingénieur en herbe ne serait pas diminué parce qu'il aurait des notions précises, scientifiquement exactes, sur le mécanisme de sa propre chair? Bien au contraire ne serait-il pas moralement grandi si, dès son entrée dans la vie d'homme, il comprenait la dignité de ces fonctions?

Pour vous dire un peu vivement mon sentiment, je ne demande pas qu'on lui révèle un amour grave, solennel, pontifiant; mais tout simplement « l'amour conscient ». Il me semble que l'amour qui sait ce qu'il est et ce qu'il fait, s'anoblit à bien connaître ses moyens et son but.

Pour Jeanne, vous pensez combien mes angoisses sont plus profondes encore ! Son intelligence éveillée s'étonne de tout ; elle est en perpétuels *Pourquoi* ? aussi bien d'ailleurs au sujet d'un bateau que d'un cheval, ou d'un chapeau, ou d'une fleur, ou d'un caillou ! Tout lui est motif d'étonnement, d'émerveillement, et aussi d'inquiétude.

J'avoue même que je ne retrouve pas bien dans mon enfant la petite fille des environs de 1900 qu'était sa maman ! Sa maman n'avait pas la nervosité, presque la fièvre d'apprendre, qui est propre à nos gamines issues de la guerre !

Alors j'ai très peur ! Certainement ma fillette n'est pas vicieuse, mais j'ai peur que ces sujets qu'on tait devant les enfants et les jeunes filles, dont les parents eux-mêmes ne parlent qu'avec des raffinements d'hypocrisie, ne trouvent d'explications pour ma fille que chez ses camarades, dans des livres malsains! J'ai peur, en un mot, que l'esprit de ma fille ne soit sali !

Je ne veux pas. non, et je me révolte à cette pensée, que ma fille apprenne salement des vérités qui ne sont saletés que pour des esprits sales.

Et j'ai la terreur aussi, je le confesse, d'une catastrophe toujours possible. Ma fille n'a pas de fortune, elle devra bientôt gagner sa vie, courir seule à travers la ville, par les métros, les autobus, les trottoirs... Qui la garantira contre un moment de folie? Ah ! malheureuse l'enfant seule et qui ne *sait* pas !

... Mais instruire de tout cela mes deux enfants, hélas, le puis-je? Je me heurte à un obstacle que je ne peux franchir, indéfinissable, *la pudeur !* Moi, leur mère, non, je ne peux parler, expliquer ! Et puis, j'ai malaise à l'avouer, en sais-je énormément plus qu'eux, là-dessus?

Pour mon fils et ma fille, cher Monsieur, que dois-je faire?

N'écririez-vous pas un livre pour eux? Combien de pauvres enfants ainsi ne sauveriez-vous pas de la turpitude ou de la déchéance finale? Combien de parents ne délivreriez-vous pas d'une préoccupation extrêmement douloureuse?...

Agréez..

E. S.

Cette lettre lue et méditée, j'ai pensé qu'en effet il manquait à notre époque un livre à la portée de tout le monde sur la mécanique de la chair, de la chair dans la principale de ses fonctions, la fonction de reproduction.

■ ■ ■

L'OPINION D'UN PRÉLAT

Je me suis donc mis à l'œuvre avec la certitude qu'elle serait saine et utile.

Tandis que j'écrivais, un encouragement précieux m'est arrivé.

Chargé d'un rapport sur l'initiation sexuelle par le VIIe Congrès National de l'Association du Mariage Chrétien, le chanoine Verdier — aujourd'hui cardinal archevêque de Paris — s'exprimait ainsi:

Laisserons-nous à l'instinct, au hasard d'une rencontre souvent criminelle, le soin de révéler les mystères de la vie et les devoirs qu'il nous crée ?

...Il serait douloureux et humiliant pour notre pauvre humanité de soutenir que le domaine où jaillissent les sources de la vie est le seul qui doive rester fermé à tout progrès pédagogique et même scientifique.

...Nous croyons que les initiations claires, faites avec le tact voulu, doivent être regardées comme une obligation grave qui s'impose au nom de la Charité et même de la Justice   Nov. 1929.

■ ■ ■

LA LÉGENDE DU CHOU

A notre époque, une fillette de quinze ans croit-elle encore qu'un enfant naisse dans un chou — ainsi que le lui ont affirmé, depuis qu'elle a percé ses dents, sa grand'mère et sa mère?

Assurément non. Vous du reste, Monsieur ou Madame, qui êtes son père ou sa mère, vous seriez à la fois content et désespéré qu'elle le crût, parce que vous auriez ainsi la preuve de la fraîcheur certes, mais surtout de la sottise de votre enfant.

En cette hypothèse d'ailleurs le désespoir seul vous resterait bientôt, car si votre fille assurément est fraîche à quinze ans, avec quelle rapidité le temps ne va-t-il pas la faner ! Tandis que, si elle est sotte en son printemps, elle demeurera sotte jusqu'au fond de son hiver !

Pour vous et pour elle, permettez-moi donc de souhaiter que votre fille ne soit pas sotte.

Bien au contraire, elle est d'esprit déluré.

■ ■ ■

Alors quelle est votre situation vis-à-vis d'elle, et quelle est son attitude vis-à-vis de vous?

Elle est d'esprit déluré. Donc la vie nouvelle que nous vivons depuis la guerre, beaucoup plus brutale et cynique que celle où nous avons été élevés, lui a apporté, et chaque jour lui apporte, des mots, des fragments de spectacles, des morceaux de lecture, qu'elle ne laisse pas passer en indifférente.

Donc, aussitôt qu'elle commence à réfléchir à ces questions, elle est absolument encerclée. Où qu'elle aille, au théâtre, dans la rue, à l'église ; quoi qu'elle lise, ou à peu près, roman chaste, revue épurée, dictionnaire châtré ; quoi qu'elle entende de ses amies, de ses cousines, des domestiques et des fournisseurs, des voyageurs du Métro ou du train, ou tout simplement du voyou qui la frôle, les évocations du Mystère ne cessent de la harceler.

Réagissez comme il vous plaira : elle est tout enveloppée, bien à son insu naturellement, d'une atmosphère d'amour.

Elle compare, réfléchit. Aussitôt qu'elle commence à réfléchir, elle devine que ses proches se moquent d'elle.

Dès ce moment, quelles que soient vos illusions, vous, parents, vous prenez aux yeux de votre fille un peu tournure d'ennemis. Le problème de la naissance des enfants la tracasse ; elle s'acharne à lui avec d'autant plus d'entêtement qu'elle ne trouve en vous aucune aide qui lui donne la vérité. Bien au contraire, elle sait que plus elle cherchera le vrai, plus vous le lui cacherez.

Comme nous l'avons supposée d'esprit déluré, votre entêtement confirme votre enfant dans ce jugement simpliste : « Le sujet a une énorme importance, puisqu'on prend de minutieuses précautions pour me le dissimuler. Jamais maman ne me donnera le moindre éclaircissement. Je me documenterai donc ailleurs. »

■ ■ ■

Savez-vous au juste quelles conversations chuchotées la renseigneront, quels ouvrages et quels dessins ? Au lieu de lui permettre d'acquérir fièrement un peu de savoir propre, ne la forcez-vous pas à en acquérir peut-être de putride en fouillant dans des ordures ?

Quoi qu'il en soit, de ce jour vous avez perdu la pleine
et chaude confiance de votre fille, et vous êtes devenus
à ses yeux les parents ridicules. Elle minaude, ouvre de
grands yeux étonnés lorsqu'elle entend les expressions
à réticences par quoi « le monde » exprime les phénomènes de la reproduction humaine. Elle ne vous rit pas
au nez, mais pousse du coude sa petite amie...

Je crois, sincèrement, que vous échapperiez à tous
ces dangers, que vous donneriez l'apaisement à votre
responsabilité, en offrant à votre fille — tout simplement,
— mon livre.

CHAPITRE PREMIER

DE QUOI EST FAIT UN ÊTRE VIVANT ?

Un être ne peut se reproduire que par une parcelle de son propre corps. — Le microscope nous montre que nous sommes entièrement faits de cellules. — Il y a en nous des cellules, essentiellement mobiles, qui n'ont d'autre rôle que de nous reproduire

---

CHAPITRE PREMIER

DE QUOI EST FAIT UN ÊTRE VIVANT?

Une loi impitoyable

La reproduction des êtres que l'on appelle *vivants*,
par rapport aux minéraux, aux liquides, etc. auxquels
jusqu'ici les savants dénient la vie, est une des lois
majeures de cette puissance universelle qu'on désigne
par le terme enfantin, mais bien commode, de *la Nature*.

Ne discutons pas ici les expressions. Voyons seulement
les faits.

— Les faits montrent qu'aux yeux de la Nature,
vivre, c'est surtout se reproduire.

Elle n'a aucun souci de la félicité des êtres : elle leur
demande uniquement de faire des petits. L'enfance et la
prime jeunesse d'un être le conduisent à l'époque de la
reproduction, qui est son apogée. Dès que la reproduction est assurée, la déchéance de l'être survient tout de
suite, qui le mène rapidement à la disparition. Et
c'est joué.

— Les exemples abondent de la *cruauté*, si l'on en juge
à l'humaine, que met parfois la **Nature** à supprimer net
et sans pitié les reproducteurs dès l'instant même qu'ils

ont achevé leur fonction. Le mâle de la reine abeille, envolé avec elle au plus haut du ciel qu'ils puissent atteindre (or le vol nuptial n'a lieu, pour eux deux, qu'une seule fois dans leur vie), meurt immédiatement après l'hyménée. La femelle de bien des papillons, laquelle n'a pas d'ailes et semble n'être qu'un malheureux sac à œufs, meurt au moment même où se termine sa ponte.

— Les exemples surabondent aussi des *roueries* qu'emploie la Nature pour inciter les êtres à l'acte de reproduction. Aucun homme sain ne me démentira si j'écris que la grâce de la femme est une des roueries de la Nature pour l'acte de reproduction humaine. La constante recherche de plaire dont témoigne la femme, sa passion de la toilette et des bijoux, son esclavage pour la mode ne peuvent, à bout d'arguments, avoir une explication que génitale.

Les déviations qu'au cours des siècles l'humanité a pu apporter à cet acte n'embarrassent guère la Nature. Le simulacre ne triomphe pas toujours d'elle. Trop souvent elle sait pincer les joueurs qui pipent les dés et leur prouver par de grosses réalités que les lois naturelles s'appliquent avec égalité à tous. Il est incontestable pour un philosophe que toute caresse voluptueuse est une lointaine prémisse de la reproduction, que tout baiser d'amour évoque le visage d'un enfant.

— Les faits montrent également la véritable débauche de *précautions* que prend la Nature pour assurer la reproduction des êtres. Nous la verrons, par exemple, dans la reproduction des végétaux, appeler à son aide jusqu'au vent, jusqu'à la rosée, jusqu'aux insectes ! Et faire un gaspillage extravagant de la substance fécondante, pour qu'un peu seulement, mais à coup sûr, atteigne le pistil des plantes_femelles. Lors des noces des pins, l'air des forêts est parfois chargé à ce point de pollen, émis par les étamines des fleurs mâles à la recherche de quelques fleurs femelles, que les Anciens croyaient alors à une pluie de soufre !

Je ne cite ces faits que pour indiquer la violence, en quelque sorte désordonnée, qu'apporte la Nature dans ses lois inexorables de la reproduction.

■ ■ ■

Comment un être peut-il se reproduire?

Le bon sens dit qu'un être ne peut se reproduire que par un fragment de lui-même, une parcelle de son corps, un peu de sa substance.

■ ■ ■

Qu'est-ce que la substance d'un être vivant ?

Examinons un ver de terre, un oiseau, une souris, une pomme si vous voulez, ou une rose...

Nos yeux nus n'en perçoivent que les formes générales et les couleurs superficielles.

Une loupe déjà nous permet d'apercevoir sur ces êtres les sillons, les rugosités, les poussières, peut-être les parasites, qui échappaient à notre vue. Cependant elle ne nous révèle rien du tout de la constitution intime de leur substance, parce qu'elle ne fait pas pénétrer en elle assez profondément nos regards.

Mais nous possédons un appareil extraordinairement puissant dans sa pénétration, le microscope (fig. 1). Lui seul nous ouvre la porte du royaume féerique de l'Infiniment Petit, où se trouve la réponse à notre question : Qu'est-ce que la substance d'un être vivant ?

— L'Infiniment Petit ! Un exemple nous fera sentir le vertige des abîmes de la petitesse qui s'ouvrent devant nous ! Pour mesurer les choses que nous allons y voir, il est impossible que nous prenions non seulement le centimètre mais même le millimètre ! Notre unité de mesure sera *le millième de millimètre,* que l'on désigne par la lettre grecque μ. (elle se prononce *mu*).

Si l'on veut avoir l'impression, au moins approximative, de cette unité de mesure, on peut admettre sans trop grosse erreur que le millimètre est, par exemple, l'espace blanc qui, dans un des mots du présent ouvrage, sépare deux lettres. Essayez de diviser cet espace (par exemple le blanc qui sépare dans ce mot « espace » la lettre *a* de la lettre *c*) en *mille parties égales* ! Le *mu* est l'une d'elles !

Notre œil, lorsqu'il est très exercé, peut apercevoir un corps ayant un diamètre de 200 *mus*.

— Mes lecteurs seront aimables de mettre dans un coin de leur mémoire cette notion du *mu*, car elle sera ici fréquemment employée.

■ ■ ■

Le microscope

Le microscope, ai-je dit, est une arme de pénétration visuelle extraordinairement puissante : il permet d'augmenter jusqu'à 3.600 fois le diamètre des objets (fig. 1).

Mais, pour des raisons de physique qu'il n'y a pas lieu de développer ici puisqu'elles n'intéressent pas notre sujet, il offre un *champ* (c'est-à-dire une surface à examiner) d'autant plus petit qu'on lui demande un plus fort grossissement. Par conséquent n'a-t-on généralement la possibilité, dans chaque opération, que

d'examiner des fragments extrêmement petits des êtres
qu'on étudie. Si l'on veut obtenir le plus fort grossisse-

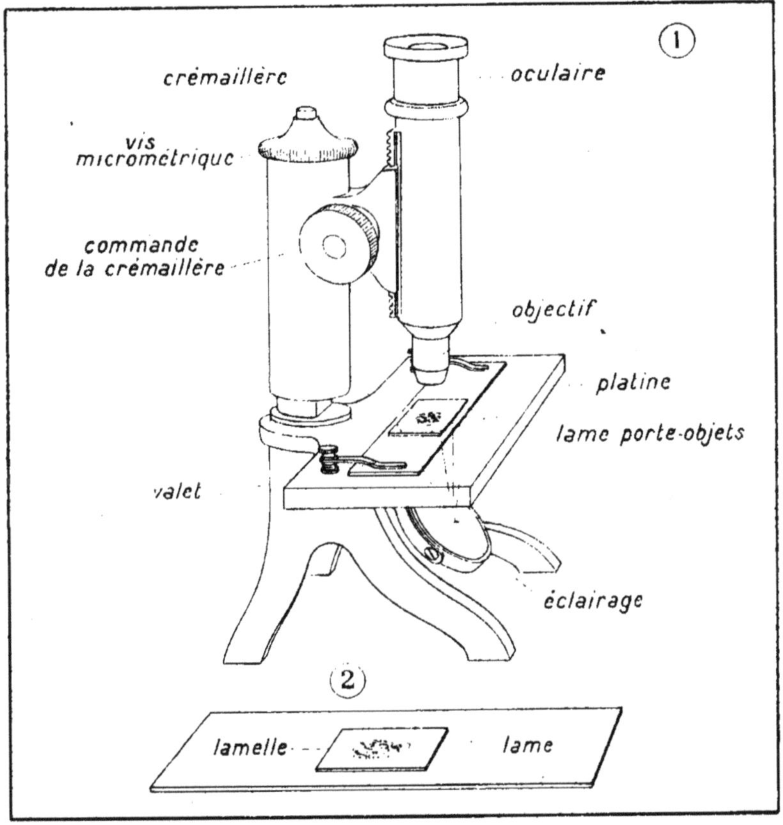

FIG. 1. — **Un microscope** (représentation schématique). — Un véritable microscope moderne est beaucoup plus complexe que ne l'indique cette figure. Le dessin
ci-dessus donne en 1 une simple indication des organes principaux d'un microscope.
— En 2, on voit, sur une *lame* de verre très mince, une « coupe », c'est-à-dire une
tranche très peu épaisse d'un tissu organique à étudier, étalée dans une goutte de
glycérine, puis recouverte d'une *lamelle* de verre. La coupe est donc un peu aplatie
et offre ainsi la surface parfaitement unie qu'il faut pour une bonne observation
microscopique. — Certaines lames comportent, vers leur milieu, une petite cuvette
qui permet l'étude de liquides (voir par exemple fig. 5 et 16).

ment possible, on ne peut contempler qu'un cercle de un dizième de millimètre de diamètre !

Tous les biologistes du monde, depuis une centaine d'années (1), se sont acharnés à cette besogne difficile de l'analyse intime des êtres. La grande découverte qui suit est achevée depuis quarante ans.

Une trouvaille extraordinaire a été ainsi faite : une herbe, un lion, une limace, un homme, un os, une artère, un œil, tout être vivant et toute substance vivante sont constitués par une infinité de petits corps, obéissant tous à une discipline inflexible qui fait la santé de l'individu dont ils ne sont chacun qu'une parcelle ! (2).

Ainsi il n'existe pas un seul être vivant qui ne soit, jusque dans le moindre de ses détails, constitué par des *cellules*. A moins toutefois qu'il ne soit fait d'une seule et unique cellule : un *microbe* par exemple (le plus gros des microbes mesure 50 mus ; le plus petit qu'on ait pu voir, 1 dizième de mu) ; une *amibe* (sorte de gélatine vivante, invisible à l'œil nu, qui progresse dans le corps des animaux supérieurs et traverse leurs tissus en s'étirant comme un fil) ; un *infusoire* (fig. 2) sont faits d'une cellule unique.

Un homme par contre est constitué par plusieurs milliards de cellules.

---

(1) L'anglais Robert Hooke découvrit en 1665 que les végétaux sont faits d'une succession de petites cavités, qu'il appela des *cellules*, remplies d'une matière spéciale, et délimitées par une substance souple, la *cellulose*. — Le français Dujardin a révélé en 1835 que les animaux sont faits d'éléments absolument comparables à ceux des végétaux, de cellules par conséquent.

(2) Le mot *individu* en biologie signifie une unité d'une espèce. Un mouton, un géranium, etc., sont des individus, si on les considère isolément.

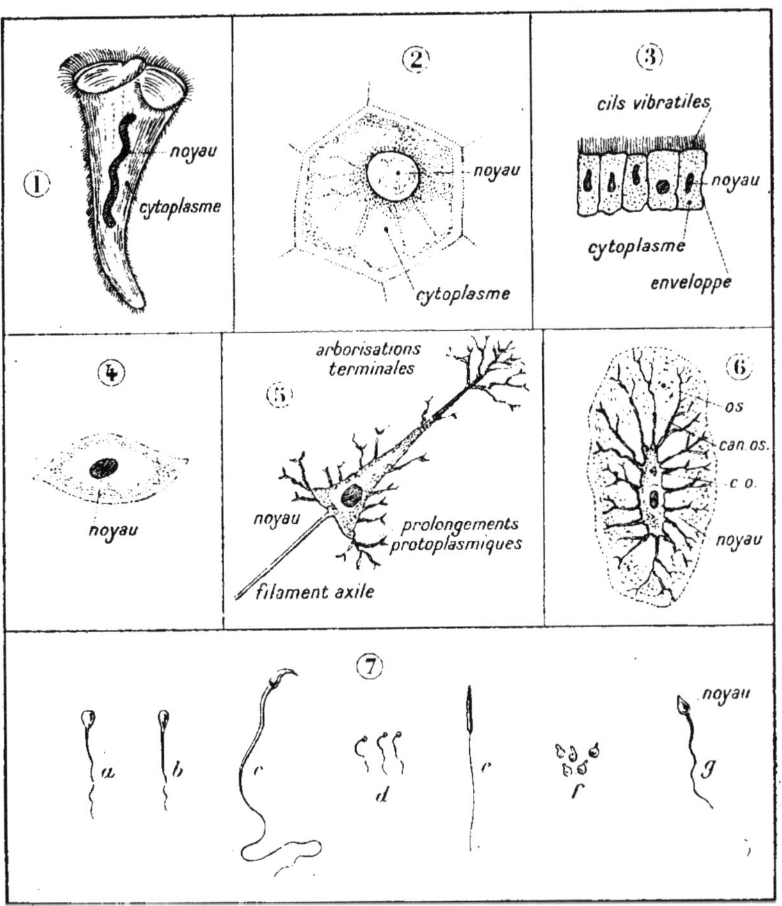

Fig. 2. — **La constitution des êtres vivants.** — 1. Un grand *infusoire cilié* (grossi 20 fois). — 2. Une cellule animale (grossie 500 fois). — 3. Quelques cellules à cils vibratiles de la muqueuse qui tapisse l'intérieur de notre nez ; elles repoussent constamment les poussières vers l'extérieur. — 4. Cellule (grossie 500 fois) n'ayant pas d'affectation spéciale : elle contribue à l'ensemble de l'édifice, un peu comme une petite brique dans un bâtiment. — 5. Cellule humaine de l'écorce grise du cerveau. — 6. Cellule humaine osseuse. Les canalicules osseux, *can. os.*, sont remplis par les filaments qu'émet la cellule. — 7. Spermatozoïdes : *a*, du cochon d'Inde ; *b*, du taureau ; *c*, du rat ; *d*, du coq ; *e*, du pigeon ; *f*, du brochet : *g*, de l'homme. (grossis 2.000 fois).

La cellule, base physique de la vie, tient du merveilleux le plus inconcevable

Les cellules, éléments constitutifs de tous les corps vivants, sont des êtres de formes extrêmement diverses : il en est de rondes, d'hexagonales, d'étirées, de massues, d'échevelées (fig. 2). Des êtres aussi de dimensions indéfiniment variées : un œuf d'autruche est une seule cellule, comme l'est une spore de bactérie ! Sur un même individu il en est donc qu'on peut apercevoir sans instrument ; d'autres au contraire que le microscope même a peine à découvrir.

Mais toutes sont caractérisées par ce fait qu'elles comportent toujours deux parties : le plus gros de la masse est formé par une substance plus ou moins visqueuse, qu'on nomme le *cytoplasme* ; et au sein du cytoplasme on aperçoit une autre masse, petite, d'ordinaire sphérique, plus claire que lui, qu'on appelle le *noyau*.

Il m'est impossible de m'étendre sur les propriétés des cellules ; nous nous engagerions dans un chemin où certes les miracles paraîtraient se lever sous chacun de nos pas, mais qui nous détournerait de notre but.

Mes lecteurs voudront bien se contenter de savoir que toute cellule (non *spécialisée,* voir page 24) a cette extravagante propriété d'être un individu complet. La preuve en est que l'infusoire, par exemple, que je viens de citer, animalcule infime, composé d'une cellule unique (du cytoplasme et un noyau), se meut en tous sens (il a donc des muscles) ; perçoit l'approche d'une proie (il a donc des nerfs) ; l'absorbe et l'assimile (il a donc des sécrétions) ! Etc...

Une cellule a, en effet, des possibilités presque incalculables. Quand on en analyse une, on trouve chez elle, à l'ébahissement admiratif des plus grands chimistes, du carbone, de l'hydrogène, de l'oxygène, de l'azote, du soufre, du potassium, du sodium, du calcium, du

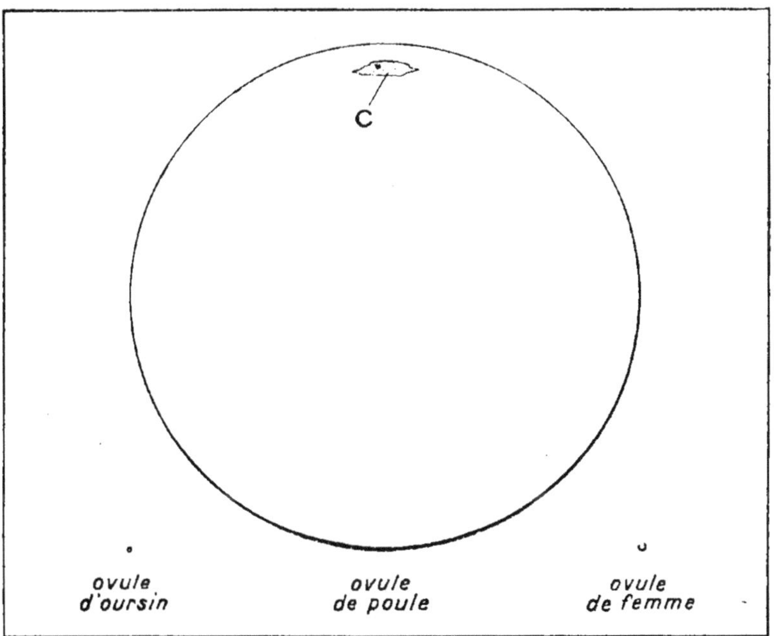

FIG. 3. — **Dimensions comparatives de trois cellules analogues** (trois ovules). — L'ovule de poule se compose d'une petite masse blanchâtre et presque transparente qu'on nomme *cicatricule* (en C), dans laquelle se trouve le noyau. C'est là la seule partie "vivante" de l'œuf. Le reste est un énorme volume de *vitellus* ou matière nutritive de l'embryon (ici dit *jaune d'œuf*); le tout enveloppé d'albumine et d'une coquille (voir fig. 15). Les ovules de femme ou d'oursin sont composés d'un cytoplasme et d'un noyau comme l'est toute cellule, et d'un très petit vitellus. — Ces trois ovules sont montrés ici 5 fois plus gros qu'ils ne sont en réalité ; un tel agrandissement est nécessaire pour que l'ovule de la femme (2 dixièmes de millimètre), et surtout celui de l'oursin, soient visibles à l'œil nu.

magnésium, du zinc, du manganèse, etc., associés en milliers de substances bien définies : de l'eau, des sels minéraux, des sucres, des alcools, des graisses, des composés azotés, des protéides dont la structure est si complexe, dont le nombre des atomes combinés est si énorme que l'on ne peut énoncer la formule chimique qui correspond à l'un de ces corps !

Aussi, lorsque la cellule n'est pas à elle seule un animal ou un végétal tout entier, lorsqu'elle vit, pourrait-on dire, en association pour constituer un animal ou un végétal supérieur, un peu comme vivent les abeilles pour constituer une ruche, *elle se spécialise* dans une fonction qui lui est propre, dans un métier qui lui est personnel, avec une ingéniosité qu'il serait banal d'admirer. Les cellules nerveuses, par exemple, et les cellules osseuses ont pris les formes qui convenaient à leurs fonctions, et donnent, elles seules et exactement, les sécrétions nécessaires à leurs rôles.

D'autres sont préposées à la contexture si variée des tissus que sont nos muscles, nos tendons, nos muqueuses, notre peau. Elles se combinent notamment pour réaliser ces masses si fines, si délicates, à la fois poreuses et élastiques, que sont les " tissus érectiles ", répandus dans les organes de la génération (fig. 4).

D'autres encore, plus humbles, mais tout aussi utiles, se sont fabriqué des cils vibratiles qui constamment chassent les produits du corps dans tel sens d'une canalisation et les empêchent de circuler dans tel autre. Nous rencontrerons dans le présent ouvrage beaucoup de ces sœurs balayeuses (fig. 2).

D'autres cellules enfin qui, fabriquées par leurs voisines, sortent sans arrêt des tissus de l'individu, sont spécialisées dans le devoir de la reproduction : elles peuvent se déplacer dans le corps, les unes sous l'effort de propulsion des canaux qui les enferment ; les autres, en vertu de leurs propres moyens, par l'action notamment d'une véritable petite queue qu'elles ont secrétée, à la manière d'anguilles infinitésimales.

Or, apprenons-le tout de suite, d'une seule de ces anguilles imperceptibles nous sommes tous nés !

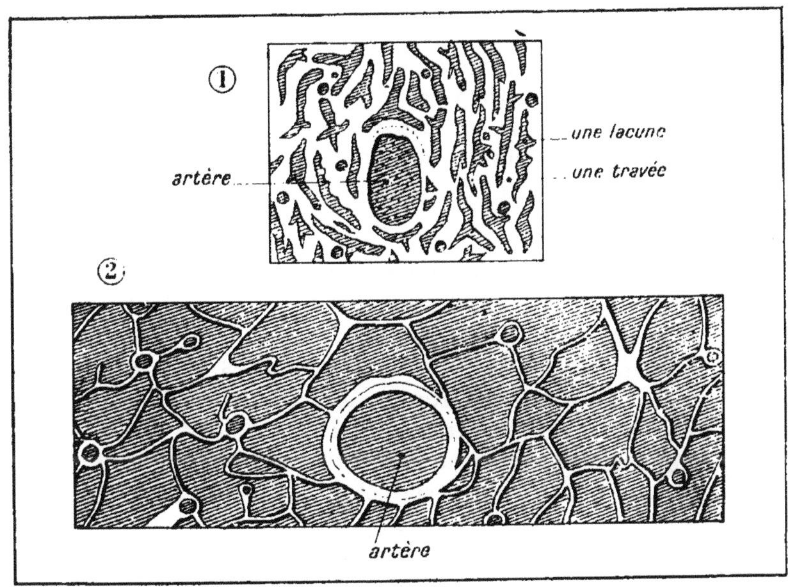

Fig. 4. — **La constitution des êtres vivants.** — Vues très agrandies (en haut 200 fois, en bas 500 fois), d'un *tissu érectile*, c'est-à-dire d'un tissu qui détermine le gonflement, la turgescence ou érection, des organes de tout genre (mâles ou femelles) qui le comportent en partie ou en totalité. — En 1, on voit un fragment de tissu érectile au repos : modérément dilatée on aperçoit une artère principale et, séparées les unes des autres par des *travées*, les *lacunes* dans lesquelles l'afflux de sang se répandra. — En 2, le même tissu : l'artère et les lacunes sont considérablement élargies; les travées, distendues par la poussée de sang, sont amincies.

— Je ne saurais trop insister sur la discipline rigoureuse que la Nature impose à toute cellule d'un corps organisé et bien portant, — bien portant du fait, je l'ai dit, de cette discipline même ! Chaque cellule a en effet sa place et sa forme strictement ordonnées. Chacune ne se multiplie, dans le temps ou dans l'espace, que suivant un programme minutieusement obéi. Discipline cellulaire et santé ne sont qu'une même idée, qu'un même fait.

Aussi des physiologistes de valeur estiment-ils que le cancer souvent n'est que le résultat de la folie de cellules qui se mettent à proliférer au mépris de la discipline générale, forment ainsi des tumeurs qui refoulent les tissus sains, les détruisent au besoin, et, par l'excès de leurs secrétions, empoisonnent l'organisme qui n'est pas fait pour évacuer des toxines en si grande abondance.

— Enfin toute cellule, et par conséquent toute cellule de reproduction, possède ce caractère redoutable qu'elle est en somme, à dimensions réduites, *l'individu lui-même dont elle est sortie.* Toutes les qualités physiques et morales des générateurs, mais aussi toutes leurs tares, sont donc enfermées dans la cellule, émise par eux, qui donnera le jour à un autre individu.

Nous voici par là en présence de la fatale Hérédité, bienfaitrice ou mégère, que connaissent si bien les éleveurs d'animaux.

Que méconnaissent, hélas, encore aujourd'hui la plupart des parents qui, notamment, marient leur fille.

CHAPITRE II

LA REPRODUCTION DES VÉGÉTAUX

Il y a des êtres, sans sexe, qui se reproduisent en se coupant en morceaux. Il y en a beaucoup plus qui ont un sexe, qui sont mâle ou femelle. — La reproduction des végétaux est dans ses procédés très proche de la reproduction des animaux.

LA REPRODUCTION DES VÉGÉTAUX

Il est donc bien entendu, et je n'y reviendrai pas, que la reproduction d'un être vivant, quel qu'il soit, si petit ou volumineux qu'on le suppose, ne peut se réaliser que par un jeu spécial de cellules. Il n'en peut être autrement d'ailleurs puisqu'un être vivant, nous venons de le voir, n'est qu'une cellule ou, plus fréquemment, une énorme agglomération de cellules.

Mais ce jeu, dans les diverses espèces d'êtres, atteint une variété à peine concevable. Souvent même, il se manifeste avec un illogisme et une cocasserie qui, aux yeux des simples mortels que nous sommes tous, bornés il est vrai, font douter du bon sens de dame Nature ! De grands naturalistes ont constaté, avant que ma modeste personnalité en fasse ici la remarque, que les forces naturelles qui régissent le monde n'ont pas du tout (pour des intelligences humaines du moins, redisons-le) la belle régularité et l'ordonnance majestueuse que la tradition leur attribue. A côté de ses lois nettes et immuables, il semble parfois que la Nature se contente d'à-peu-près et, pour arriver à ses fins, soit obligée souvent de recourir à des expédients !

L'examen que nous allons faire des modalités de la reproduction, chez des êtres de catégories très différentes, nous fournira à chaque pas l'exemple des grands et majestueux principes et, en même temps, des décevantes exécutions, qui sont dans la manière de la Nature.

— D'autre part, mes lecteurs voudront bien ne pas redouter que j'ouvre ici un cours général de biologie ! L'analyse que nous allons faire ensemble sera fort courte ; elle n'aura jamais d'autre objet que de dégager, de l'observation de la reproduction chez les plantes, chez les insectes et chez les animaux, des connaissances qui nous soient utiles pour la parfaite compréhension de la reproduction chez les hommes.

■ ■ ■

L'échelle des êtres

La classification des êtres a nécessairement été dressée par l'homme. On pense bien qu'il s'y est attribué, et de fort loin, la première place.

Pour l'homme, même au point de vue purement physique, pas d'être plus admirable que l'homme. Bâti de quelques milliards de cellules, d'une constitution extrêmement compliquée, il estime symboliser l'expression la plus haute des animaux supérieurs. Il tient pour inférieurs les êtres relativement simples ; il place, en faisant la moue, au plus bas de l'échelle, les êtres faits d'une seule cellule et dont cependant il ne connaît et ne connaîtra jamais que les apparences sommaires.

Ne discutons pas cette classification. Acceptons-la, avec un léger sourire...

Nous allons voir que :

A. — Les êtres dits *inférieurs* n'ont pas de sexe et se reproduisent par *sectionnement* (ou segmentation).

B. — Que les êtres dits *supérieurs* sont sexués et se reproduisent par *fécondation*.

■ ■ ■

A. — LA REPRODUCTION PAR SECTIONNEMENT

Les êtres les plus simples, les inférieurs, les bactéries, ces êtres d'une seule cellule, n'ont pas un mode de reproduction compliqué ! Dès qu'ils se trouvent dans un milieu où ils peuvent se bien nourrir à leur manière, on les voit sous le microscope faire tout à coup taille fine au beau milieu de leur corps ; puis, net, se couper en deux ! C'est souvent l'affaire d'un quart d'heure !

Les deux moitiés, naturellement, sont tout d'abord plus petites chacune que l'unité qu'elles formaient ensemble il y a un instant ! Mais bien vite, dans le milieu nourricier qui leur convient, les voici qui grossissent ! Et, subitement, à leur tour, elles se sectionnent elles-mêmes en deux ! Nous avons ainsi sous l'œil 4 individus au lieu d'un seul, lesquels bientôt deviennent 8, puis 16, puis 32...

En une dizaine d'heures ainsi un malade chez qui une seule bactérie a pu pénétrer, sera, si elle a trouvé là un terrain propice et si elle a échappé aux actifs gendarmes de la circulation sanguine qu'on nomme les globules blancs ou phagocytes, occupé par une immense armée de bactéries identiques (3 à 4 milliards) ! Elles se mettent à attaquer les cellules dont tous les tissus du malade sont faits et à sécréter des toxines qui paralysent la défense de l'organisme envahi.

Nous noterons que les microbes et les bactéries — absolument comme les hommes — n'ont pas d'époques spéciales de reproduction. En toutes saisons ils se multiplient. La plupart des animaux, au contraire, ne se reproduisent qu'en des saisons bien déterminées et courtes, celles du *rut* ; et les végétaux ne s'emploient à assurer leur descendance qu'à l'époque, très brève aussi, de la *floraison*.

— Ici une première surprise nous attend ! Décevante Nature, ne peut-on parfois se demander à quoi tu penses ?

Car il n'est pas exact que la reproduction par sectionnement soit, comme je viens de l'écrire, réservée aux êtres inférieurs ! Nous allons, en effet, examiner des êtres assez haut placés dans l'échelle, égaux certainement de par leur organisation fonctionnelle à des êtres nés d'une cellule-père et d'une cellule-mère (mode de reproduction supérieur, nous le verrons), et qui cependant se reproduisent par sectionnement ! Sectionnement à peine modifié dans la forme, nous allons le constater.

Voici un pied de *bégonia* dans son pot, avec ses tiges et ses feuilles, avec ses racines en terre. C'est bien un être vivant, un individu en plein épanouissement.

Or, si nous détachons une feuille de ce bégonia, que nous la plantions dans la terre, que nous l'arrosions aussi, nous constatons au bout de quelques jours que cette feuille prend racine !.. Et, un peu plus tard, qu'elle donne naissance à une tige où apparaissent enfin des feuilles et des fleurs !

Ainsi, par ce *bouturage*, nous avons obtenu d'un simple fragment d'individu un nouvel individu de la même espèce ! Par un rameau de saule, nous pourrions obtenir un saule ! Par un morceau de racine de dahlia, un vigoureux pied de dahlia !

D'autre part nous constatons que la Nature fait elle-même du bouturage, dans le même domaine, quand elle reproduit le *fraisier* ou l'*épervière* par des « coulants » qui tout à coup se fichent en terre et y font souche ; l'*orme*, par des « rejets » ; le *chiendent*, par des « tiges souterraines », etc.

Mais nous avons plus curieux encore, et cette fois, dans le règne animal !

Prenez une étoile de mer. Si vous avez le courage de réaliser l'opération, coupez les cinq bras ; puis, rejetez le tout à l'eau...

Que votre émotion se calme à la lecture de ce qui suit ! Dans quelques semaines, les six pauvres morceaux auront complété d'eux-mêmes les organes qui leur manquaient pour être des étoiles de mer présentables. Et voici six étoiles au lieu d'une !

Dans la culture des éponges en mer, le procédé industriel de reproduction consiste à les couper en un grand nombre de fragments, comme l'on ferait de pommes de terre, et à les rendre à la mer. Dès que tous ces morceaux touchent le fond de rochers, ils commencent à se fabriquer des filaments pour s'y attacher, puis ils s'organisent pour se transformer peu à peu en individus complets.

■ ■ ■

— Ces faits si étranges ne nous intéressent, au point de vue de la reproduction humaine, que par le principe qu'ils mettent en discussion, le principe de la personnalité. Car enfin si j'ai arraché à un dahlia dix racines qui m'ont donné dix dahlias, ces dix individus nouveaux ont-ils chacun une personnalité distincte de celle du dahlia primitif dont ils ne sont après tout que des morceaux ? Et cependant j'ai bien sous les yeux onze dahlias très nettement distincts et tous doués des mêmes propriétés !.. Alors qu'est-ce que la personnalité ?

Cette question insoluble nous montre au passage qu'il n'existe pas d'être qui soit pleinement original et personnel. Nous ne sommes jamais que des *prolongements de nos ancêtres et de nos parents,* heureusement ou pitoyablement modifiés par les croisements et les conditions de la vie. Rien de plus.

B. — LA REPRODUCTION PAR FÉCONDATION

Voici donc une première notion de Reproduction qui nous sied à ravir ! Le sectionnement et le bouturage nous valent une belle donnée de philosophie.

— Passons au mode de reproduction des êtres dits supérieurs, et dont, à notre jugement, nous sommes· les brillants souverains.

Les êtres supérieurs ne peuvent se reproduire tout seuls, par leurs propres efforts, comme le font les êtres du bas de l'échelle. Il faut qu'ils se mettent à deux, qui soient distincts par leurs propriétés. L'un est le *mâle*, et l'autre la *femelle*.

La différence qui sépare la reproduction par sectionnement et la reproduction par fécondation est considérable. En effet, dans le premier cas, c'est la moitié de l'individu (microbe, par exemple), ou une grosse portion de sa propre substance (feuille de bégonia, par exemple), qui forme les individus nouveaux. Dans le second cas, au contraire, les deux individus producteurs restent corporellement intacts dans l'acte de la génération, mais ils émettent chacun des corpuscules sécrétés par des organes particuliers, qu'on appelle des *organes sexuels*.

Ces corpuscules de reproduction se nomment, de façon générale, des *gamètes* (1).

---

(1) Du mot grec γαμός (gamos, mariage). Cette racine *game* est fréquemment employée dans la constitution des expressions biologiques. C'est ainsi qu'une fleur *phanérogame* est une fleur dont les organes sexuels sont visibles, φανερός (phanéros, visible). Une fleur *cryptogame* au contraire a des organes cachés (κρυπτός, caché). — Monogame, marié une seule fois ; bigame, marié deux fois ; polygame, marié plusieurs fois ; etc.

Il y a donc des gamètes mâles et des gamètes femelles. Les premiers sont destinés à pénétrer dans les seconds ; à les *féconder* en leur apportant la mystérieuse étincelle de la vie ; à déterminer une fusion si complète des deux cellules mâle et femelle qu'elles n'en fassent plus qu'une seule, un *œuf*, et plus tard un *embryon*, lequel désormais n'a plus qu'à se développer pour devenir un individu de la même espèce que ses deux producteurs, ses deux *parents*.

La reproduction humaine a pour base ce principe de fécondation — que nous allons toujours mettre soigneusement de côté dans notre sac aux acquisitions, comme le précédent.

— Mais comment les gamètes mâles d'un individu, d'une plante par exemple, peuvent-ils atteindre, pour les pénétrer, les gamètes femelles d'un autre individu ? La question mérite que nous l'étudions avec attention.

Si vous le voulez bien, retournons ensemble au bord de la mer, là où nous avons réalisé tout à l'heure la multiplication des étoiles ! Prenons avec nous un petit microscope portatif.

■ ■ ■

a. — La reproduction par fécondation chez les végétaux inférieurs

Descendons sur la plage, pour nous arrêter devant un rocher couvert d'algues. La mer vient de le découvrir en laissant à son pied une petite mare.

Voici sur cette roche des *ectocarpes,* de ces algues brunes, si communes sur toutes les côtes de France, qui forment des touffes de filaments plats, ramifiés, très fins (fig. 5).

Si nous sommes à l'époque de la reproduction de cette plante, nous constatons que, de loin en loin, sur certains rameaux des ectocarpes, de petites poches font saillie. Ouvrons-en cinq ou six : elles renferment un nombre considérable de très petits organismes (fig. 5).

Quelques-unes de ces poches, si nous les examinons bien, nous apparaissent d'ailleurs vidées de leur contenu.

Prenons une goutte de l'eau qui est restée au pied du rocher et dans laquelle, certainement, les poches des algues se sont plus ou moins déversées. Regardons-la avec soin au microscope.

A notre grande joie nous voyons que la goutte, minuscule aquarium, sert aux ébats, comme de poissons, de quantité de petits organismes tous semblables, dont certains cependant sont plus gros que les autres. Ils nagent tous éperdument au moyen de deux petits cils.

Bientôt, tenez, les plus gros semblent las de la nage ! Ils s'immobilisent sur le fond de la cuvette de verre où nous avons mis la goutte d'eau pour l'étudier. Les gamètes plus petits continuent, eux, de nager ; ils s'approchent des gros qui se sont arrêtés. Puis, subitement, l'un de ces petits s'accole à un gros gamète en station, et tous deux fusionnent, formant de par cette fusion même ce qu'on appelle techniquement un *œuf*.

La germination de cet œuf, c'est-à-dire son arrivée à plein développement, produira dans quelques jours un ectocarpe, désormais semblable à l'algue qui l'a produit, et vivant comme elle sur un rocher.

Ne poussons pas notre curiosité plus loin. Nous venons d'assister à la fécondation, d'allure très primitive, d'une plante aquatique *qui porte en elle des éléments des deux sexes*. Or, ce spectacle nous apporte des révélations qui nous aideront à mieux comprendre même la reproduction humaine :

— D'abord, en effet, il indique que, dans la fécondation, le gamète mâle est toujours de fort petite taille, et doué d'une activité très grande à rechercher le gamète femelle. Ensuite, qu'il ne prend jamais d'embonpoint.

Le gamète femelle au contraire, nous venons de le constater, est toujours plus gros que le gamète mâle, et — faisons dès maintenant cette très intéressante observation — il est toujours plus ou moins chargé de

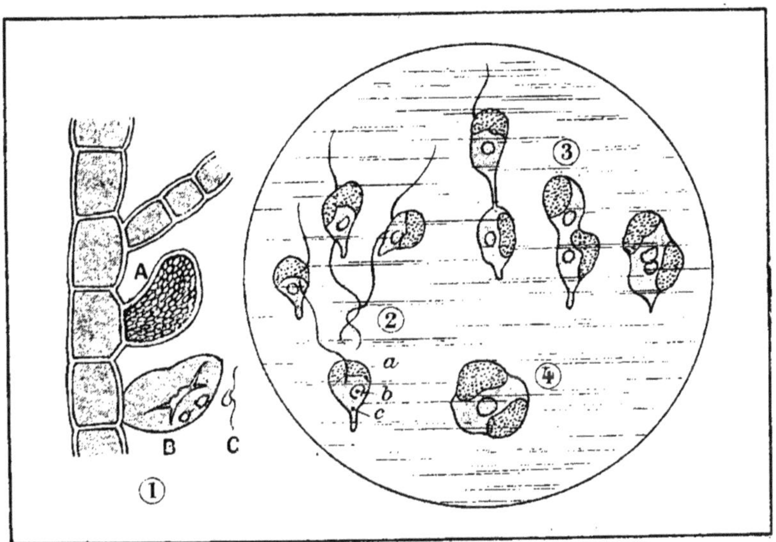

FIG. 5. — **La reproduction par fécondation chez les végétaux inférieurs** (*premier cas : un même pied fournit des gamètes des deux sexes*). — En 1 on voit, grossi 200 fois, un rameau d'*ectocarpe* (sorte de petite algue). Une des poches A qu'il porte a été dénudée, et l'on y voit les corpuscules (des gamètes) qu'elle enferme. Au-dessous, une poche semblable B, venue à maturité, s'est déchirée et a laissé s'échapper son contenu. A côté d'elle, on a figuré en C, très grossi, un gamète avec les deux cils qui lui servent à se mouvoir. — *a* et *c*, cytoplasme. — *b*, noyau.

En 2, 3 et 4, ce qu'on peut voir au microscope (en grossissant 500 fois), dans une goutte d'eau prélevée au pied de cette branche d'ectocarpe. On voit qu'en *a* un gamète s'est arrêté au fond de la goutte (assurément un gamète femelle), et a perdu ses deux cils. Aussitôt plusieurs gamètes mâles luttent entre eux pour le pénétrer. L'un d'eux y réussit. En 3, on voit la fusion progressive des deux gamètes, donc des deux cellules, et le rapprochement presque complet de leurs deux noyaux. — En 4, la fusion tant des cellules que des noyaux est accomplie. L'ensemble forme un ectocarpe complet, à l'état embryonnaire ; il cherchera désormais à se fixer au sol et poussera des rameaux. **Peu à peu il deviendra un « individu » complet.** Puis, à son tour, un jour il émettra des gamètes. Et ainsi de suite.

substances nutritives. Nutritives pour qui? Nutritives pour l'embryon qui va résulter de la fusion du gamète mâle et du gamète femelle, car, surtout dans les espèces primaires, il aura de rudes débuts dans la vie !

Qu'est-ce, par exemple, que l'œuf d'ectocarpe dont nous venons de voir l'ébauche? En somme rien qu'une toute petite, très misérable masse de matière vivante, beaucoup plus frêle que la plus fine des choses visibles, et abandonnée aux flots de la mer ! Il doit cependant arriver à se fixer, puis tout de suite à se suffire à lui-même !

On devine combien de millions de ces chétifs embryons meurent sans avoir pu rencontrer la réunion des conditions qui leur aurait permis de survivre ! La Nature bizarre veut que l'immense majorité de ces œufs nourrisse des poissons, des crabes ou des vers ; mais en même temps elle leur remet, par l'engraissement d'un des gamètes qui les constituent, des provisions pour les premiers moments de leur lutte pour la vie !

Le gamète femelle du goémon par exemple, plante supérieure à l'ectocarpe, est douze à quinze cents fois plus gros que le gamète mâle ! Si on l'analyse par des réactifs chimiques, on découvre qu'il est tout chargé de liquides sucrés et de corps gras. Aussi son poids le condamne-t-il à tomber au fond, sur le sol, et à ne plus faire aucun mouvement ; les cils de natation ont disparu chez lui.

L'élément femelle attend ainsi l'élément mâle ; et nous nous rapprochons par là un peu plus encore des conditions dans lesquelles nous allons apprendre que se fait la reproduction humaine.

■ ■ ■

— Voulez-vous venir avec moi au fond d'un bois ? Je vous montrerai un échelon nouveau vers la reproduction humaine : un père et une mère du royaume des mousses ! Ce ne sont plus là des plantes aquatiques, mais des végétaux de plein air.

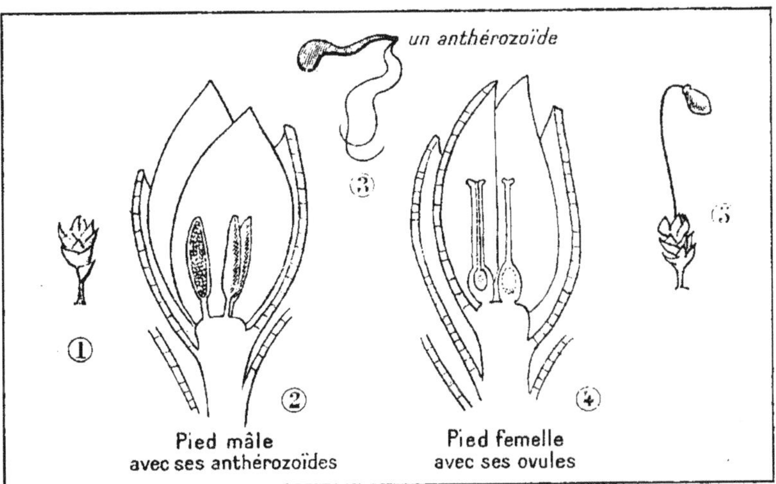

FIG. 6. — **La reproduction par fécondation chez les végétaux inférieurs** (*deuxième cas : un même pied ne fournit de gamètes que d'un même sexe*). — En 1, un pied de *funaire*, petite mousse. En 2 (grossi 500 fois), on voit au milieu des feuilles trois poches (dont l'une dénudée), qui renferment des gamètes mâles. — En 3, encore plus grossi, un gamète mâle avec les deux cils qui lui servent à nager. — En 4, les organes sexuels du pied de funaire femelle qu'on aperçoit en 5, après la fécondation et le développement de l'œuf. On voit nettement en 4 les deux organes en forme de bouteille au fond desquels se trouve l'élément femelle, l'*oosphère* que doit féconder le gamète ou *anthérozoïde*, 3.

Nous sommes dans une clairière. Voyez, sur ce rond dénudé où des charbonniers ont brûlé leur bois, se sont développées, en même temps que des fraisiers sauvages, de petites mousses qu'on appelle des *funaires* (fig. 6).

Veuillez prendre votre loupe.

Au sommet de certaines tiges de cette mousse, entre les feuilles si petites, vous apercevez des organes allongés, creusés en forme de bouteilles à long col. Si nous sectionnons du haut en bas l'une de ces fioles infimes, nous apercevons au-dessous du col une grosse cellule, chargée de substances nutritives, un gamète femelle, appelée ici une *oosphère*.

Au sommet d'autres tiges de cette mousse, de tiges appartenant à des sujets différents, nous découvrons d'autres organes qui, eux, ont la forme de massues. Ces massues, dont l'enveloppe est très mince, contiennent un nombre considérable de tout petits organismes de forme allongée, munis de deux petits cils, qu'on nomme des *anthérozoïdes*, les gamètes mâles de cette mousse.

Ici donc l'élément femelle et l'élément mâle sont placés *chacun sur un pied de plante distinct*. L'élément femelle de la funaire, non plus désespérément accroché au sol comme le fait celui de l'ectocarpe, mais logé au fond de sa bonne chambrette, préservé par les feuilles de sa tige contre la dessication, attend l'élément mâle.

Comment l'anthérozoïde va-t-il aller trouver l'oosphère ? L'anthérozoïde est un nageur : il faut qu'un peu d'eau, de pluie ou de rosée, réunisse les deux pieds de funaire de sexes opposés.

Alors, un matin, quand le soleil se lève, la massue mâle, gonflée d'eau comme une prune bien mûre, éclate, et la petite phalange d'anthérozoïdes qu'elle renfermait part à la conquête de l'oosphère ; elle nage en pleine rosée à la surface des feuilles, des brins d'herbe, des tiges. Ceux qui parviennent au sommet d'une tige femelle dont les oosphères sont mûres, rampent vite le long des cols de bouteilles, y pénètrent à travers une sorte de gelée qui les emplit, percent l'oosphère et se fondent dans lui (voir fig. 6).

Dans chacune de ces minuscules bouteilles un œuf est ainsi formé. Au sommet de la bouteille se développe peu à peu dès ce moment une capsule, un petit fruit, qui, tombé plus tard de sa mère, est un pied de funaire pour demain.

Ce nouveau spectacle nous enseigne l'acharnement que met le gamète mâle à rejoindre le gamète femelle. L'anthérozoïde du funaire mesure *trois centièmes de millimètre*; or, souvent, il doit parcourir *un mètre* pour atteindre son but ! Et le moindre coup de soleil ou de vent qui supprimera la légère couche d'eau qui lui est indispensable, le tuera en le desséchant. Mais l'enthousiasme anime les troupes. Il n'y a souvent pas moins de 10.000 anthérozoïdes qui partent ainsi à la conquête d'une oosphère, alors qu'elle ne sera le bien que d'un seul !

— Enfin, si nous en avons le temps, procédons à une expérience encore qui nous vaudra une notion de plus sur les mystères de la reproduction.

Comment l'anthérozoïde est-il attiré par l'oosphère?

Par l'odorat. Dans une goutte d'eau où nagent des anthérozoïdes sous l'oculaire de notre microscope, laissons tomber un très petit cristal d'acide malique (produit chimique extrait des pommes mûrissantes). Aussitôt les anthérozoïdes se concentrent tous sur ce point.

Or, précisément, on a pu démontrer dans les laboratoires que l'oosphère sécrète ce même acide malique. L'odeur imprègne la gelée enfermée dans le col de la bouteille, elle s'étend même au dehors dans l'eau qui mouille la mousse.

— Notre petite incursion dans les bois vient donc de nous révéler l'importance extrême que prend, dans les végétaux à gamète femelle fixé, le transport de la cellule mâle jusqu'à son contact avec la cellule femelle. L'étude rapide de la reproduction chez les végétaux les plus évolués va nous la démontrer avec éclat, l'éclat des fleurs.

■ ■ ■

b. — **La reproduction par fécondation chez les végétaux supérieurs**

Chez les plantes supérieures, généralement non aquatiques mais aériennes, les gamètes, mâles ou femelles, sont produits par des organes spéciaux qu'on appelle des *fleurs*.

Je dirai tout de suite qu'une fleur n'est pas dans sa totalité un organe sexuel. Mais les détails même qui chez elle semblent le plus étrangers à la reproduction de l'espèce n'en forment pas moins son décor et en quelque sorte sa réclame ; car j'ai signalé la rouerie avec laquelle la Nature poursuit l'exécution de ses caprices !

Dans l'installation et la répartition des sexes chez les végétaux supérieurs, nous sommes d'ailleurs dans un de ses plus beaux domaines de fantaisie. Car :

1. — Nous y trouvons des plantes, par exemple le chanvre, qui ont un pied différent pour chaque sexe. Il faut alors que l'élément mâle se transporte à travers les airs, et souvent à de grandes distances, jusqu'à l'élément femelle.

2. — Nous y trouvons des plantes, par exemple le noisetier, qui, sur un même pied, portent à la fois des fleurs mâles et des fleurs femelles.

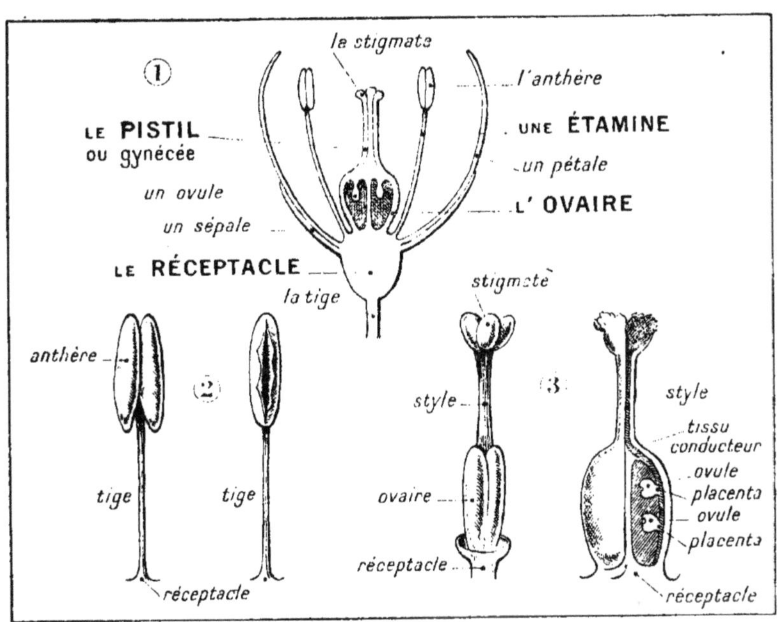

FIG. 7. — **La reproduction par fécondation chez les végétaux supérieurs.** — **Les fleurs.** — (Représentation très schématique d'une fleur quelconque *hermaphrodite*, c'est-à-dire renfermant dans un même calice des organes mâles et des organes femelles). — 1. Sur le même réceptacle sont montés, au centre l'organe féminin, le pistil (une échancrure dans l'ovaire montre les ovules qu'il renferme), et les organes mâles, les étamines, qui font cercle autour de lui. — L'ensemble des sépales (feuilles vertes sous la fleur) est le *calice*; l'ensemble des pétales est la *corolle*. — 2. Une étamine et son anthère (à droite, de face), en forme de pain fendu; à gauche, elle s'est ouverte à maturité et a laissé s'échapper le pollen. — 3. Détails du pistil. A gauche, le pistil entier. A droite, un pistil à deux carpelles dont l'un est vu en coupe.

3. — Enfin nous y trouvons des plantes, par exemple la tulipe, qui, sur un même pied, ne portent que des fleurs identiques; mais chacune de ces fleurs réunit dans une même enceinte les organes mâles et les organes femelles. Ces plantes sont dites *hermaphrodites*.

Nous allons prendre l'une de ces fleurs hermaphrodites pour étudier rapidement les organes sexuels des plantes supérieures.

Voici donc, en schéma complet, une fleur (fig. 7).
Lorsqu'elle n'est encore qu'un bouton, on la voit
tout enveloppée par de petites feuilles vertes qu'on dé-
nomme des *sépales*. Quand la fleur est ouverte, les
sépales s'élargissent. Leur ensemble prend le nom de
calice.

Du fond du calice partent des lames, larges et légères,
colorées de jaune ou de brun ou de rouge, ou de vert clair,
etc., la partie la plus brillante de la plante ; ce sont les
pétales. L'ensemble des pétales se nomme la *corolle*.

— Jusqu'ici nous n'avons pas atteint les organes
sexuels de la plante, mais seulement leur support et les
brillantes étoffes qui les encadrent. Nous y voici.

Dans notre tulipe par exemple, les pétales écartés, nous
apercevons six petites colonnes surmontées chacune
d'une masse renflée, d'une *anthère*.

Ces petites colonnes, ce sont les *étamines* de la
plante, ses organes mâles. Quand l'époque de la floraison sera venue, de ces anthères sortiront des flots
d'une poussière jaune qu'on appelle du *pollen*, l'élément
fécondant.

Au milieu des étamines, au centre même de la fleur,
s'élève, installée à l'honneur, une colonnette colorée,
l'organe féminin de la plante, le *pistil*, terminé par une
pointe bifurquée qu'on appelle le *stigmate*. La partie
du pistil basse, élargie et creuse se nomme l'*ovaire*, où
l'on découvre de menus corpuscules généralement inco-
lores ou teintés de vert, les *ovules*.

— Nos connaissances en reproduction sont déjà suffi-
santes pour qu'il nous soit possible de deviner la suite
de l'aventure. Le grain de pollen (qui n'est pas en
réalité la cellule mâle toute nue, mais la cellule mâle

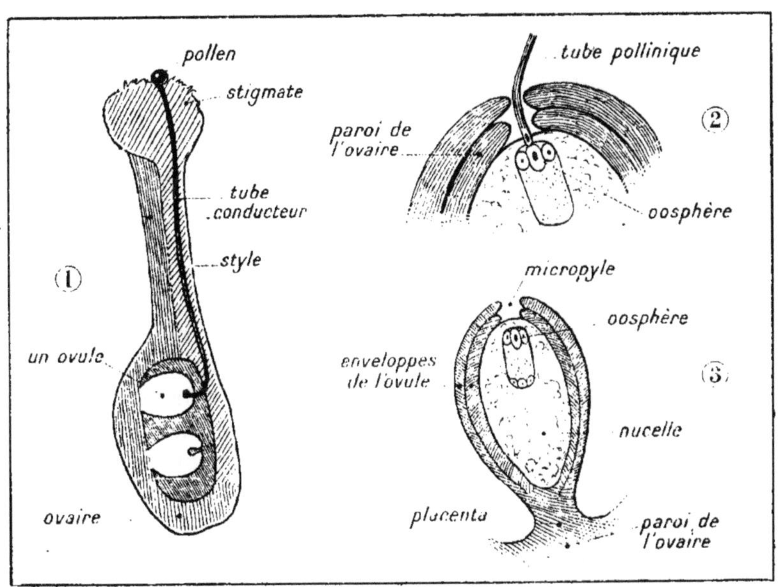

FIG. 8. — **La fécondation chez les végétaux** (coupes schématiques). — En 1, un grain de pollen, déposé par le vent, par un insecte ou tout autre apporteur, est resté collé au sommet du pistil, au stigmate. L'humidité l'y a fait germer, et le voici qui pousse un tube à travers les tissus du style de la plante, pour atteindre l'ovule et y faire pénétrer le gamète mâle. — En 2 et 3. Le tube pénètre dans l'ovaire par le *micropyle* (textuellement *petite porte*), et atteint l'*oosphère* noyée dans une substance dite le *nucelle*. L'ovule est rattaché à l'ovaire par un réseau nourricier qu'on nomme le *placenta* (voir pour analogie la figure 38).

en tenue de voyage), part à la recherche du pistil, légèrement visqueux, sur le sommet duquel il se posera. Arrivé là, il germera sous l'action de l'humidité et peu à peu fera pénétrer à travers le pistil un long tube par où la cellule mâle atteindra dans l'ovaire l'ovule à féconder (fig. 8).

C'est là un détail d'extrême importance pour nous, puisqu'il nous rapproche encore un peu plus de la reproduction humaine où le fécondateur déverse lui-même la vie au sein mystérieux du gynécée.

— La *pollinisation,* c'est-à-dire le transport du grain de pollen jusque sur le stigmate du pistil se fait par cent modes divers. Elle ne nous intéresse, je l'avoue, que par la poésie originale qui l'accompagne et qui ne messied pas à notre sujet.

S'agit-il de fleurs hermaphrodites, à la fois mâles et femelles ? Tantôt le pollen, par son propre poids, tombe des étamines sur le pistil placé au-dessous d'elles ; tantôt un mouvement de l'un des organes l'amène au contact des autres.

Pour la fécondation des fleurs unisexuées (qui n'ont qu'un des deux sexes), d'autres mécanismes entrent en jeu. Fréquemment le vent y aura le rôle de grand intermédiaire ; il transportera plus ou moins adroitement le pollen au pistil lointain. Alors certaines plantes s'adapteront au procédé : leurs étamines, au moment où leur pollen va être mûr, se mettront à grandir rapidement, pour passer la tête au-dessus de la corolle et mettre ainsi leurs produits à la disposition de la brise.

D'autres laissent pendre dans le vide leurs anthères prêtes à s'ouvrir. Les pimprenelles par exemple, ou les céréales, sont connues pour leurs anthères oscillantes. Chacun de nous a vu les grappes minuscules qui constituent les chatons des noisetiers : il suffit d'un souffle faible, du poids d'un oiseau qui se pose sur une branche, pour que de la poussière jaune s'envole de l'arbre en floraison !

Parfois, et le pin nous en donne un exemple, le grain de pollen est équipé pour le vol aérien, avec ses deux ballonnets latéraux, qui l'allègent et lui permettent un transport plus facile par le vent.

Enfin les insectes eux-mêmes jouent un rôle très important dans la pollinisation des espèces végétales.

Les abeilles, les bourdons et les papillons par exemple, qui viennent visiter les fleurs pour y recueillir des liquides sucrés dont ils se nourrissent, sont obligés de pénétrer profondément dans la corolle pour atteindre les sources du *nectar* (1). Ils bousculent ainsi les étamines et ressortent de leur cambriolage le dos et les pattes couverts de pollen. Aussitôt, en pleine indifférence pour le rôle que leur assigne ici la Nature, ils transportent la semence au cœur d'une autre plante qu'ils vont

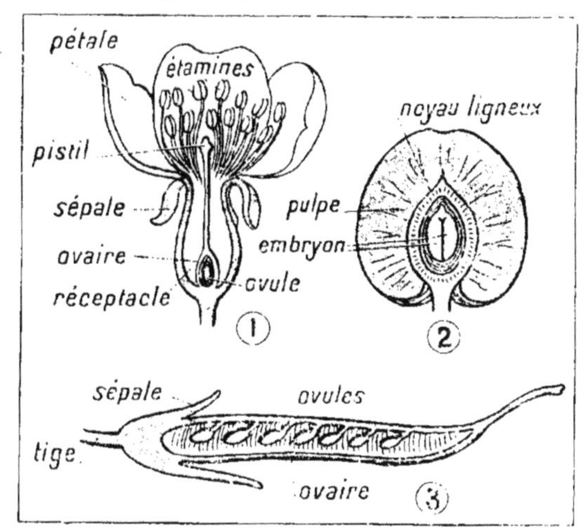

Fig. 9. — **La reproduction chez les végétaux.** — Formation de la graine et du fruit du cerisier. — En 1, coupe d'une fleur de cerisier, avec ses *étamines* (éléments mâles) qui forment cercle autour du *pistil* (élément femelle). Dans le fond de l'*ovaire*, on aperçoit l'*ovule* que fécondera un des gamètes contenus dans les étamines. — En 2, on voit en coupe l'*embryon*, caché dans l'amande, petite réserve alimentaire pour le début de son développement. A quoi servent exactement l'enveloppe dure du noyau et la chair sucrée qui le recouvre ? La science ne le sait pas encore. — En 3, un haricot et ses grains.

(1) Le nectar est un liquide sucré très odorant que produisent les organes de la plante, notamment à l'approche de l'époque de la reproduction. Le botaniste A.-S. Wilson a pu obtenir 1 gramme de sucre de 125 fleurs de trèfle. Le nectar est sec été par de petites glandes, dites *nectaires*, qui abondent surtout au voisinage de l'ovaire de la plante. Les insectes sont par le nectar attirés; c'est de lui que les abeilles tirent leur miel, en le déglutissant et en le rejetant de leur estomac dans la ruche. Dès que la fleur est fécondée, la production extérieure de nectar s'arrête; tout le sucre désormais est réservé à l'embryon, pour ses débuts dans la vie individuelle qu'il va poursuivre désormais.

piller ! Car si par hasard ils en frôlent de leur corps jaune le pistil, le mystère de la fécondation aussitôt s'accomplit.

Le grand naturaliste anglais Darwin a prétendu que certaines orchidées se sont peu à peu, à la longueur des siècles, modelées aux formes exactes des insectes qui doivent leur apporter le pollen des mâles. Qu'en penser? Toujours est-il que la *vanille*, une orchidée originaire du Mexique, croît à la Réunion où on l'a importée. Mais les insectes qui la fécondaient en Amérique ne peuvent vivre dans notre grande île, et la plante en aurait disparu depuis longtemps si les cultivateurs ne transportaient eux-mêmes, à la main, le pollen aux stigmates.

■ ■ ■

Après la fécondation

Mais laissons butiner tous ces insectes dans les fleurs ouvertes au soleil, et revenons vite à notre étude.

Dès que la fleur est fécondée, toutes les manifestations extérieures, si chatoyantes, si odorantes, cessent comme sur un ordre. Les pétales tombent, les supports des organes sexuels disparaissent ; la fleur est comme ramassée sur elle-même en un grand travail intérieur. La production extérieure du nectar s'arrête ; tout le sucre désormais est réservé à l'embryon et lui constitue peu à peu des réserves pour les débuts de sa vie individuelle.

Ici prêtons attention ! La chair de la cerise, de la pomme, de la pêche, dont nous faisons notre savoureuse pâture, *ne sont pas* ces réserves alimentaires que les plantes maternelles ont remises à chacun de leurs petits en se séparant d'eux. La pulpe charnue et sucrée que nous mangeons n'est que l'enveloppe de l'ovaire ; l'ovule fécondé, c'est le germe enfermé dans l'amande et dont l'amande est la réserve alimentaire ; c'est le germe dans le pépin, etc.

Quant au besoin que peut avoir la Nature de cette pulpe des fruits, pour nous si exquise parfois, la Botanique n'est pas encore parvenue à le définir.

La plante n'en est pas moins prévoyante pour ses ovules, puisqu'elle leur donne toujours un léger viatique au moins. Régulièrement, dans le règne végétal, l'ovule est accompagné de quelque réserve élémentaire, parfois fort menue il est vrai. Il en est de même dans le règne animal inférieur, dans la reproduction sans contact corporel, que nous étudierons plus loin.

— Nous verrons que la femelle des êtres du sommet de l'échelle, des animaux supérieurs, a changé la prévoyance en tendresse. Après que « le fruit de ses entrailles » s'est lentement développé aux dépens de sa propre substance, elle ne l'abandonne pas, même avec un petit paquet de victuailles, comme le fait la plante femelle.

Elle l'a mis au monde tout nu et sans réserves, mais elle continue à lui donner de sa propre substance par le doux allaitement, — jusqu'à ce qu'il soit assez fort pour se nourrir, loup ou agneau, des chairs animales ou végétales que lui impose son espèce.

Puis elle l'abandonne et ne le connaît plus. Qu'il coure ses chances tout seul maintenant !

DANSES NUPTIALES

L'union sexuelle des plantes, même le ravissant hyménée des fleurs, est beaucoup trop éloigné de notre psychisme pour que nous en saisissions autre chose que les phénomènes extérieurs, brillants, poétiques certes, mais tout à fait superficiels. La rosée, le vent, les papillons ni les bourdons, qui sont de ces noces, ne nous font connaître la mentalité des époux végétaux.

Une mentalité chez une mousse ou chez un prunier ! Paradoxe d'écrivain !...

Et pourquoi une plante, qui a un système nerveux puisqu'elle a une circulation et une assimilation, puisqu'elle ouvre, ferme, oriente ses feuilles, n'aurait-elle pas ses gaîtés et ses tristesses, sa joie de vivre, sa douleur de dépérir et de mourir ?

En tout cas nous pouvons nier ou affirmer la sentimentalité sexuelle des végétaux, mais nous ne saurons jamais appuyer d'aucune preuve notre négation ou notre affirmation. Parce que la plante ne manifeste pas, ou plus exactement parce que nous ne savons pas découvrir et comprendre les manifestations d'une plante.

Les animaux, même inférieurs, sont beaucoup plus près de nous évidemment. Du moins percevons-nous quelques-unes de leurs manifestations de plaisir ou de souffrance, dans leur expression très élémentaire.

Si l'on ne peut certifier la joie nuptiale des végétaux, il semble qu'on ne doive pas toujours douter de celle de certains animaux sauvages. Je n'entends pas par « joie nuptiale » un plaisir physique, mais une frénésie mentale, comme un fol esprit de fête, qui soudain exalte toute une tribu un peu avant les grandes heures de la reproduction.

Je voudrais faire sentir à mes lecteurs, avant d'aborder l'étude de la reproduction chez les animaux et de passer à la reproduction humaine, combien en somme les mêmes sentiments, grossiers ou affinés, animent l'immensité incalculable des êtres vivants en proie au besoin de faire souche ou lignée. Un philosophe d'esprit malicieux tirerait de ce fait des comparaisons inattendues, toutes chargées d'humilité pour les hommes, et qu'il serait bien difficile de rétorquer.

■ ■ ■

Une fois de plus je vais prendre mon exemple dans la mer.

Les personnages de la fête grandiose, et hideuse, à laquelle je vous prie de vouloir bien assister, sont de grands vers (fig. 10).

D'ordinaire ils restent cachés dans la vase. Mais c'est aujourd'hui la veille de l'hyménée pour une foule de ces êtres venus à maturité dans le fond de leur boue comme de simples végétaux à l'abri du soleil.

Ils vont danser.

Ces constatations ont été faites pour la première fois, il y a cinq ans, par des savants français et le long de nos côtes. Elles ont été enregistrées l'an dernier par des savants américains opérant sur des côtes de Floride au moyen d'appareils d'optique très puissants.

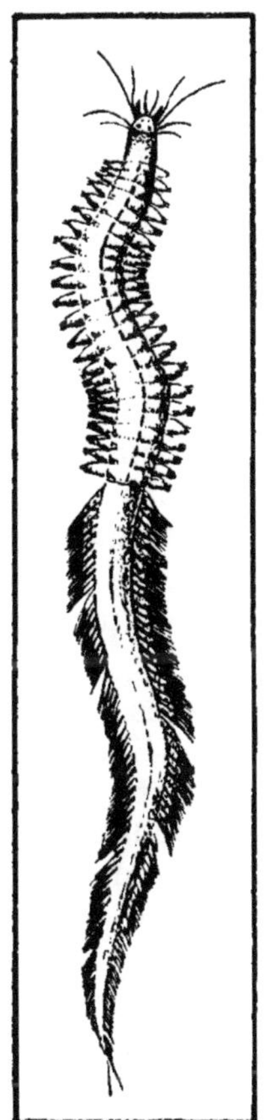

Fig. 10. — Ver marin (Néreis) du groupe des Annélides errantes, chez qui avant la ponte, ont lieu des danses nuptiales.

Donc, à certaines époques de l'année, pour constater l'extraordinaire phénomène des « danses nuptiales », — car telle est sa désignation scientifique —, on fait descendre dans la mer, à quelques centimètres sous le niveau de l'eau, une forte lanterne.

D'abord on attend. Il faut que les rayons lumineux aient réveillé les vers tapis au fond de leurs cachettes.

Tout à coup, cinq ou six flèches traversent le champ éclairé et disparaissent dans l'ombre ! Ce sont des vers. Sont-ils venus d'abord explorer la salle de danse ?

Peu après de nombreux sujets apparaissent. Cette fois, ils restent dans la lumière. Mais leur agitation est extrême. Leurs corps se tordent en larges orbes, en boucles fugitives, en cercles, en ellipses, qui se déforment et se modifient sans fin.

Si, au moyen d'un filet, on s'empare de quelques-uns de ces danseurs, on constate qu'ils sont tous mâles.

Mais voici qu'arrivent les femelles, chargées d'ovules mûrs, lourdes, nageant lentement. Il semble que chacune s'arrête au milieu d'un groupe de danseurs et que les danseurs se resserrent autour d'elle. Les mâles tournent en ronds fantaisistes dont les bords se rapprochent de chaque femelle jusqu'à la frôler.

Cette première phase de la danse ne montre pas seulement l'attraction qu'exerce sur ces vers marins la lumière, pas plus qu'elle ne témoigne chez ces êtres d'en bas d'un goût pour le jeu que l'on retrouve chez les jeunes de tant d'espèces animales.

La preuve du caractère purement sexuel que présente cette gaîté et de son rôle dans la reproduction, est ce fait que jamais on n'a pu, en ces manifestations, capter de vers, bien qu'ils fussent nombreux dans les environs, dont les produits génitaux ne fussent arrivés à maturité et tout près de leur expulsion.

C'est d'ailleurs sur cette expulsion que les danses s'achèvent.

Les femelles bientôt se mettent à danser comme les mâles. Leurs corps se recourbent comme des anneaux, la tête et la queue se touchant presque. Brusquement, par les pores féminins, des paquets d'ovules verts sont projetés, qui se délitent dans l'eau.

Les mâles redoublent d'agitation, passent et repassent dans les nuages colorés, laissant derrière eux des sillages de semence blanche qu'ils lancent en jets rapides.

Peu à peu, les quadrilles prennent fin. Les corps des femelles épuisées tombent lentement dans le fond de l'eau. Les mâles regagnent leurs abris.

Aussitôt d'autres groupes de danseurs frais se forment. Et bientôt la mer est toute troublée par l'énorme masse d'œufs que ces millions d'êtres y ont déversée.

■ ■ ■

Nous saisissons ici la démonstration d'un sentiment que les végétaux ne nous ont pas bien révélé, l'*instinct sexuel*, l'attraction réciproque des êtres de sexes différents.

Cet instinct se dégrossit de plus en plus dans l'échelle ascendante des êtres, pour mériter, chez quelques rares animaux, et dans l'espèce humaine où l'élite le purifie de toute bestialité par la divine tendresse, la superbe qualification d'*amour*.

CHAPITRE III

LA REPRODUCTION DES ANIMAUX

Chez eux la reproduction se fait toujours par deux individus, un mâle et une femelle séparés. — Si l'animal est hermaphrodite (escargot, limace, etc.), il ne se reproduit jamais par lui-même, mais toujours par coopération avec un autre individu pareillement constitué. — Chacun des géniteurs ou « parents » est porteur de glandes spéciales qui secrètent, des cellules de reproduction.

CHAPITRE III

———

LA REPRODUCTION DES ANIMAUX

———

Nous allons donc maintenant nous transporter vers le monde des *animaux*. Ce terme désigne, je me permets de le rappeler, non seulement les êtres supérieurs les plus proches de l'homme, les mammifères et les oiseaux notamment, mais aussi les *insectes,* qui sont, pour la plupart, des êtres très évolués et parfois bien près de l'humanité.

Nous n'analyserons d'ailleurs ce monde nouveau que pour dégager de son étude encore quelques lois supplémentaires de reproduction qui soient applicables aux hommes. Ayant dans ce dernier chapitre complété ainsi nos bagages, nous aborderons l'étude des organes sexuels de l'homme et de la femme avec une connaissance nette des principes généraux qui en régissent le fonctionnement. Nous n'aurons plus dès lors qu'à examiner des mécanismes.

■ ■ ■

Végétal et Animal ont des façons analogues

A étudier, au point de vue des phénomènes physiques de reproduction, le végétal puis l'animal, on constate avec quelque confusion l'identité presque absolue des règles de la fécondation dans les deux règnes ! On peut légitimement se demander si l'animal, qui certes se meut sur le sol mais fait sa substance des produits de ce sol directement ou indirectement, n'est pas simplement une plante aussi, une plante qui marche.

Même l'analogie des circonstances qui accompagnent la reproduction dans les deux règnes est profonde ! Seuls les formes des organes et les expédients qu'emploie la Nature pour arriver à l'accomplissement de sa volonté diffèrent.

Mais de là précisément vient le puissant intérêt du présent chapitre, puisque la plupart de ces formes et de ces expédients imposés aux animaux se retrouvent dans la reproduction humaine.

A. — LES GLANDES SEXUELLES

Les caractères essentiels de la reproduction chez les animaux sont :

D'une part, qu'elle est toujours sexuée, c'est-à-dire qu'il y a toujours un père et une mère.

Et d'autre part que ce père et cette mère portent chacun des organes spécialisés à la production de gamètes soit mâles soit femelles (voir l'observation de la page 55). En un mot ils portent toujours des *glandes sexuelles.*

Dans le mâle, les glandes sexuelles portent le nom de *testicules.* Dans la femelle, d'*ovaires* (1).

■ ■ ■

Qu'est-ce qu'une glande ?

Avant de discuter des glandes sexuelles, il me semble utile de préciser ce qu'est une *glande.*

Tout d'abord transperçons une erreur banale, en cours chez les commères, qui consiste à croire qu'une glande est une sorte de grosseur malsaine, née soudain dans un organe ou un tissu. En réalité il ne s'agit là que du gonflement, plus ou moins durable, des ganglions remplis de lymphe, les *ganglions lymphatiques,* dont notre corps est parsemé et qui ont le rôle éminemment utile de défendre l'organisme contre les infections. Par conséquent, lorsque les « glandes » se sont résorbées, elles redeviennent ce qu'elles ont toujours été, de simples ganglions, indispensables à notre santé.

Au point de vue physiologique les *glandes,* très nombreuses dans notre corps, sont des « formations »,

---

(1) Testicule vient du latin *testis*, témoin. — Diminutif *testiculus*, petit témoin. — Ovaire vient de *ovum,* œuf.

de petits laboratoires qui, chacun, élaborent un produit spécial : larmes, salive, sueur, etc.

Les unes sont dites *exocrines* ou *ouvertes*, en ce sens qu'elles sont munies d'un petit canal qui en transporte les secrétions à l'extérieur. C'est précisément le cas des glandes des larmes, de la salive et de la sueur.

Les autres sont dites *endocrines* ou *fermées*, en ce sens qu'elles déversent leurs secrétions dans l'organisme lui-même. Par exemple : la *glande thyroïde,* qui se trouve dans le cou, sous le cartilage thyroïde (pomme d'Adam). Les *capsules surrénales* (petites glandes situées au-dessus des reins). *L'hypophyse* (glande située dans le cerveau). Etc. Elles déversent dans le sang leurs produits, leurs *hormones,* qui sont rigoureusement indispensables au développement et au fonctionnement réguliers de l'individu.

Enfin il y a des glandes à la fois exocriniennes et endocriniennes, — et c'est là qu'un peu d'attention est de rigueur ! — c'est-à-dire qui à la fois secrètent leur produit principal pour l'extérieur et leur produit secondaire pour l'intérieur. Les testicules et les ovaires sont précisément du nombre. Aussi la suppression ou même seulement la déficience de ces glandes chez un individu ont-elles sur l'équilibre de sa santé et de son tempérament une influence énorme.

— Le propre d'une glande est donc, je le répète, d'être un laboratoire spécialisé. Le pancréas produit un suc particulier ; le testicule fabrique du spermatozoïde ; l'ovaire, de l'ovule ; etc. Ces deux dernières glandes sont les seules qui nous intéressent en cet ouvrage.

Je n'en donnnerai en ce chapitre, qu'une description rapide et générale, l'énoncé des caractéristiques majeures qu'elles possèdent chez tous les animaux. J'en ferai naturellement une analyse plus poussée aux chapitres suivants, qui traitent des fonctions génitales chez l'homme et chez la femme.

■ ■ ■

Le testicule chez l'animal

Le testicule, chez les animaux supérieurs, est une glande de forme ovoïde et de tissu en quelque sorte poreux. Il est constitué par une multitude de cellules fixes dont le seul rôle est d'en sécréter d'autres, mobiles, qu'on appelle des *spermatozoïdes* (fig. 2).

Au fur et à mesure de leur production, qui est d'ailleurs ininterrompue, les spermatozoïdes passent dans des canaux extrêmement fins, contournés et emmêlés, qui forment (voir fig. 20) sur le dessus du testicule une sorte de peloton de canalicules qui se nomme l'*épididyme*. L'épididyme aboutit à un autre canal, qu'on dit *déférent*, c'est-à-dire qu'il transporte les spermatozoïdes, nous le verrons, jusqu'à l'urétre, — d'où ils sont projetés dans la femelle lors de l'acte de reproduction.

Nous verrons aussi que le testicule ne produit pas les spermatozoïdes à l'état sec. Comme ce ne sont en somme que des cellules, c'est-à-dire (voir le Chap. Ier) du cytoplasme dans lequel est logé un noyau, leur agglomération pure et simple aboutirait à un amas gélatineux qui n'aurait ni l'agilité ni le pouvoir de pénétration qu'il faut à des gamètes mâles lancés à la recherche de gamètes femelles.

Le testicule sécrète donc, comme sous-produit en quelque sorte, un liquide qui permet aux spermatozoïdes d'être bien détachés les uns des autres et d'avoir chances égales ; nous verrons que d'autres glandes encore, le long des canaux déférents, viennent ajouter leurs sécrétions aux produits du testicule. Cette semence composée, mi-fluide, se nomme *sperme* (1). Elle est le plus souvent projetée, éjaculée dans les organes femelles par une courte détente spasmodique des muscles.

Le spermatozoïde, qui correspond exactement chez les animaux à l'anthérozoïde des végétaux, a des formes assez différentes dans les diverses espèces d'animaux. Il est toujours extrêmement petit (en moyenne, 5 *mus*), donc visible seulement au microscope, et toujours dépourvu d'aliments de réserve.

Généralement il ressemble à une anguille dont la tête, grosse et pointue (où se trouve le noyau) serait accompagnée d'un fouet ou flagelle, plus ou moins long, qui lui sert à progresser dans les liquides femelles. Dans les animaux de basse classe, tels que les vers, les crustacés, etc, les spermatozoïdes n'ont pas de flagelle.

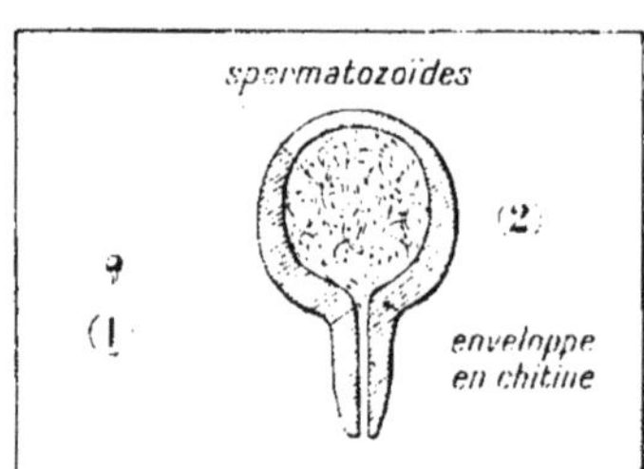

FIG. 11. — **La reproduction chez les insectes.** - - Beaucoup d'animaux inférieurs ne possèdent qu'un seul testicule. Parfois même ce testicule se compose d'un simple sac renfermant des millions de spermatozoïdes (on le nomme alors un spermatophore) que le mâle abandonne dans la femelle. Les spermatozoïdes sortent alors de ce petit sac un à un, et fécondent ainsi successivement chaque ovule au moment où la femelle le pond. — 1. Taille réelle d'un spermatophore de forte sauterelle. 2. Le même grossi et vu en coupe.

La vie des spermatozoïdes a une durée extrêmement variable selon l'espèce des animaux qui les émettent. Chez la reine-abeille, qui, dans le coït, a reçu du faux bourdon une sorte de sac à spermatozoïdes, un spermatophore (fig. 11), ils survivent quatre ou cinq ans,

---

(1) Chez les poissons, le sperme porte le nom de *laitance* (du mot *lait*) à cause de sa couleur blanche.

tout le temps qu'elle dépose des œufs dans les alvéoles de la ruche : chaque fois qu'un ovule va sortir de son corps, un spermatozoïde le pénètre et se fond avec lui. Par contre le spermatozoïde de l'homme semble ne pas pouvoir survivre plus de 48 heures, et dans les conditions les plus favorables.

Quant à leur nombre, il est dans tous les cas considérable. C'est toujours une immense foule jetée à la conquête d'un petit ballon d'enfant ! Une seule éjaculation humaine renferme de 1 à 2 millions de spermatozoïdes ayant pour but un seul ovule !

■ ■ ■

L'ovaire chez l'animal

L'ovaire est une glande composée de grosses cellules qui, les unes après les autres, se transforment en *ovules,* mûrissent à des époques déterminées (tous les ans chez la plupart des animaux ; tous les jours chez la poule ; tous les 20 à 25 jours chez la femme), et se détachent de la glande pour gagner l'extérieur.

La glande ovarienne est située dans la partie abdominale de l'animal et, pour ainsi dire, maintenue dans l'espace par des replis du péritoine. Elle présente en effet cette bizarrerie d'être suspendue dans la cavité générale du ventre et de n'avoir pas de contact direct avec le conduit, dénommé *trompe,* qui doit recevoir successivement les ovules détachés de l'ovaire et leur servir de canal vers l'extérieur.

La trompe porte un *pavillon,* analogue à celui de l'instrument de cuivre du même nom (1), mais découpé

---

(1) On nomme parfois les deux trompes des *salpinges* (du mot grec σαλπινζ, trompette). — D'où la maladie connue sous le terme de *salpingite,* qui est une inflammation des trompes.

en franges. Il semble que le pavillon soit une main qui, à petite distance, se tend pour recevoir de l'ovaire l'ovule qu'il va expulser.

Si l'animal est d'une classe inférieure, l'ovaire expulse directement ses ovules à l'extérieur. S'il est d'une classe supérieure, l'ovule est : soit amené — et c'est le cas des oiseaux — à une canalisation spéciale nommée *oviducte*, où il subit certaines transformations avant d'être expulsé ; soit conduit par une des trompes — et c'est le cas de la femme — à un organe nommé *utérus* ou *matrice* où normalement, s'il est fécondé, il doit subir une série de phénomènes de transformation et d'éclosion avant que le nouvel individu ainsi créé ne soit expulsé de la mère.

L'ovule, qui correspond à l'oosphère des végétaux, est toujours beaucoup plus gros que le spermatozoïde, pour la raison ici déjà expliquée qu'il est accompagné de matières destinées au développement de l'*embryon*.

Ces matières peuvent avoir parfois un volume relativement énorme. Par exemple dans l'œuf de poule, fécondé ou non, l'albumine est, comme la coquille, une simple enveloppe, et toute la substance jaune n'est qu'une accumulation de matériaux destinés à constituer le poussin s'il y a lieu. (voir fig. 15). L'ovule proprement dit a même ici la grosseur, à peine, d'une tête d'épingle.

Le nombre des ovules que contient l'ovaire d'une femelle animale est énormément inférieur à celui des spermatozoaires que peut fournir un testicule. Il est cependant toujours extrêmement exagéré, — du moins si l'on en juge par la faculté que nous appelons Raison. On se demande, en effet, pour quel motif un ovaire de femme renferme les possibilités de 2.000 à 2.500 ovules, soit à peu près 5.000 en moyenne pour les deux, alors qu'aucune femme n'a jamais pu mettre au monde plus de 30 enfants, c'est-à-dire n'a jamais utilisé plus de 30 de ses ovules ! Estimons ce fait une bizarrerie de plus de la fantasque Nature, et passons !

— Tels sont, analysés dans leurs grandes lignes, le spermatozoïde et l'ovule, les deux éléments de la reproduction chez les animaux en général et surtout chez les animaux supérieurs.

B. — LE TRANSPORT
DU SPERMATOZOÏDE A L'OVULE

Il nous reste maintenant à examiner les moyens qu'emploie la Nature pour obtenir que les spermatozoïdes parviennent aux ovules.

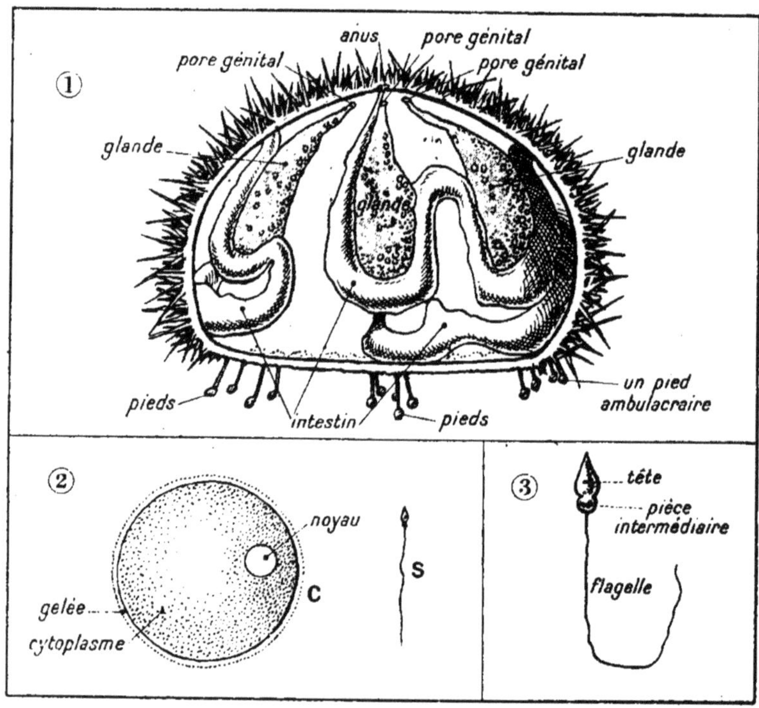

FIG. 12. — **La fécondation chez les animaux.** — *Les gamètes à l'aventure.* — Voici en 1 un oursin violet, sensiblement à sa taille normale. On en a enlevé partiellement la carapace piquante. Sous l'animal on voit des pieds ambulacraires, sortes de petites ventouses réparties en cinq zones dont trois ici sont visibles, qui lui permettent de se déplacer. A la partie supérieure de l'animal on voit les ouvertures, ou pores génitaux (au nombre de cinq), par lesquelles les gamètes contenus dans les glandes et venus à maturité, sont émis dans l'eau de la mer, au hasard. — En 2, un ovule C et un spermatozoïde S exactement à la même échelle (grossis 350 fois). — En 3, le même spermatozoïde, mais grossi 1.000 fois (une partie seulement de la queue a été ici représentée).

Nous les classerons en quatre modes, et nous allons voir que l'animal est généralement d'autant plus haut sur l'échelle des êtres que les générateurs (le père et la mère) s'unissent plus intimement pour l'acte de la fécondation.

■ ■ ■

1. — La rencontre laissée au hasard

C'est le mode le plus grossier. Il rappelle celui que pratiquent les végétaux.

Descendons une fois de plus à la mer d'où sont sortis les continents, et cueillons dans les rochers quelques-uns de ces oursins violets qui abondent sur nos côtes.

Il y a là des mâles et des femelles (fig. 12).

Comment ces animaux s'unissent-ils pour la reproduction ?

Ils ne s'unissent pas. Chacun reste dans son trou de rocher. Mais, quand l'époque en est venue, quand la maturation des gamètes est faite, tous les mâles et toutes les femelles émettent dans les flots qui les baignent les produits de leurs glandes sexuelles ;

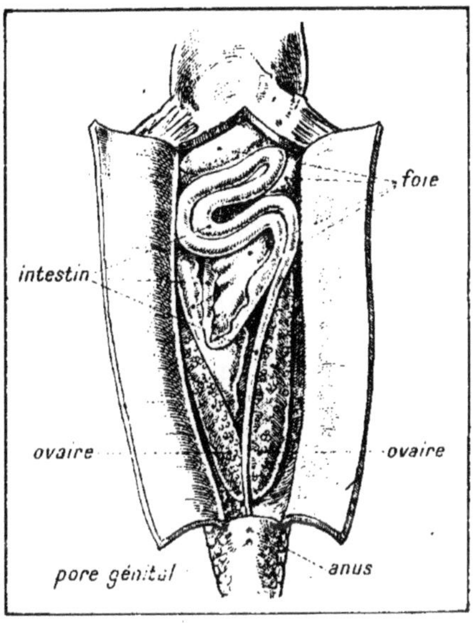

FIG. 13. — **Dissection de la cavité abdominale d'un poisson femelle** (genre truite). — Dans la cavité générale ouverte, on voit ici surtout l'appareil digestif (intestin et foie), et les glandes génitales (ovaires).

On a fendu l'animal suivant la ligne médiane du corps, de l'anus aux nageoires antérieures : il s'est écoulé une petite quantité de liquide qui baignait les organes situés dans la cavité générale, notamment l'appareil digestif (intestin et foie), et les glandes génitales (ovaires). A maturité, les œufs se détachent de l'ovaire; ils flottent alors dans le liquide qui remplit la cavité générale, laquelle communique avec l'extérieur par le pore génital. C'est par là que les œufs sortent de la femelle lors de la ponte.

les vagues, le ressac et le clapotis font le reste. Tout ovule oursin que rencontre un spermatozoïde oursin est fécondé.

L'oursin, peut-on dire avec un peu d'audace, ne sait pas du tout en matière de reproduction ce qu'il fait.

■ ■ ■

2. — La rencontre précisée

Voici un mode de fécondation un peu moins désinvolte.

La truite vit surtout dans les eaux claires, rapides et froides. L'époque de sa reproduction est l'hiver, de novembre à février.

En ces mois-là on voit les femelles remonter les rivières vers les ruisseaux ; près des rives, où l'eau court sans trop de remous, elle cherche un fond de gravier.

On les aperçoit alors les flancs distendus, les nageoires élargies. Des mâles les suivent ; ils ont pris une « tenue de noces » : il leur est apparu sur le dos et sur les côtés une belle coloration noire.

Lorsqu'une femelle a bien déterminé le terrain qui lui paraît favorable à sa ponte, elle y creuse un trou en agissant sur le fond du ruisseau par des frottements de sa queue et de son ventre. Elle s'y arrête, y dépose des ovules, puis s'en va (fig. 13).

Un des mâles qui l'escortaient exécute au même endroit à peu près les mêmes mouvements que la pondeuse. Il dépose sur les ovules un peu de laitance, peuplée d'une multitude de spermatozoïdes. Puis il reprend le courant.

Les œufs ainsi fécondés évolueront bientôt en alevins.

Nous sommes ici en présence d'animaux déjà plus élevés que les oursins : les poissons semblent savoir ce qu'ils font dans l'acte de la reproduction. De plus chez eux nous commençons à apercevoir l'attraction qu'exerce sur les mâles la femelle, l'agitation que leur cause son voisinage, les caractères accessoires du phénomène sexuel (voir page 50). ■ ■ ■

3. — La rencontre par juxtaposition

Jusqu'ici, et d'après notre classement, la fécondation s'est faite sans qu'ait eu lieu aucun contact entre les corps du père et de la mère. Voici, l'échelle des êtres s'élevant, la première manifestation d'approches.

Entrons dans une ferme. Un coq et une poule.

Ces deux animaux n'ont pas d'organes génitaux extérieurs. Il est par exemple facile de constater sur un jeune coq tué et plumé que, tête exceptée, son corps ne comporte qu'un seul orifice, situé sous la masse charnue du croupion où s'insèrent les grandes plumes de la queue.

Chez le mâle et chez la femelle des oiseaux, en effet, l'aboutissement des glandes génitales, cachées dans le corps, se fait dans une poche qui termine l'intestin, qu'on nomme un *cloaque* (fig. 14 et 15). Elle reçoit déjà, en débit constant, les produits de l'intestin et des reins (les oiseaux n'ont pas de vessie).

Le coq a donc dans le fond de son cloaque, pour la fonction de reproduction, deux orifices génitaux, deux pores, qui sont la terminaison de deux vésicules séminales où s'accumule le sperme venant de ses deux testicules.

La poule n'a qu'un seul ovaire et un seul oviducte,

par lequel arrive l'œuf, fécondé ou non, pour déboucher dans le cloaque et de là tomber à l'extérieur.

La fécondation ne peut donc être faite chez les oiseaux que grâce à la juxtaposition que les deux animaux font de leurs cloaques et l'élargissement que momentanément ils leur donnent. Les spermatozoïdes projetés dans le cloaque de la poule gagnent l'oviducte, le remontent, et atteignent les ovules dans l'ovaire.

— Quand il y a contact des corps des géniteurs, on dit que la fécondation se fait par *coït* (1). Les oiseaux pratiquent donc le *coït*, mais *par accolement*.

■ ■ ■

4. — La rencontre par intromission

Les animaux supérieurs pratiquent le coït *par pénétration* ou *intromission*. Il faut remarquer qu'ils n'en ont pas le monopole, car beaucoup d'insectes même et d'êtres inférieurs en ont l'usage.

Fig. 14. — **L'appareil génital et urinaire du coq** (schéma). — Aboutissent tous au cloaque les conduits venant: de l'intestin (matières fécales); des uretères (urines): et des deux testicules (sperme). Les oiseaux n'ont pas de vessie. — Lorsqu'on détruit les testicules chez un coq, on en fait un *chapon*. Lorsqu'on prive de ses ovaires une poule elle est *poularde*. Par analogie, sans testicules un bélier est un *mouton*; un taureau, un *bœuf*; un homme, un *eunuque*.

(1) Du latin *cum, co*, avec; et *ire, it, aller*.

Ce mode de coït nécessite naturellement pour le mâle un organe d'accouplement spécial, qu'on nomme un *pénis*. Généralement caché dans les articulations de la carapace, il n'est visible chez l'insecte qu'au moment de l'emploi ; au contraire il apparaît en permanence chez l'animal supérieur mais sous une forme réduite qui n'est pas sa forme fonctionnelle.

Ce mode de coït nécessite chez la femelle, à l'extrémité de l'oviducte, une sorte de gaine, nommée *vagin* (1), où se loge le pénis en érection. Il est indispensable, en effet, que le pénis, s'il n'est maintenu rigide par des pièces externes, comme chez le hanneton par exemple, acquière momentanément cette rigidité indispensable à l'intromission dans la femelle, par un afflux de liquides, de sang par exemple. Il y a donc chez les animaux et chez les insectes des pénis saillants, et il y a des pénis érectiles.

Chez les animaux

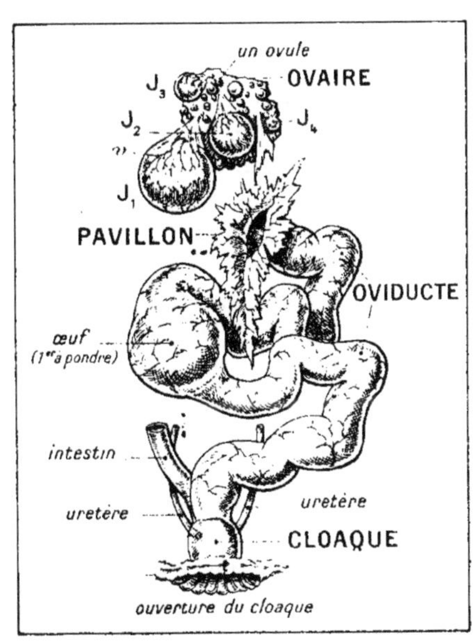

FIG. 15. — **L'appareil génital et urinaire de la poule** (schéma). — Aboutissent tous au cloaque les conduits venant : de l'intestin, des uretères et de l'oviducte (œufs). — En haut de la figure on voit l'ovaire (les oiseaux n'en ont qu'un seul), duquel vont successivement se dégager les ovules J1, J2, J3, J4, etc. entourés de leur vitellus ou « jaune d'œuf ». L'œuf qui va être pondu chemine dans l'oviducte ; il s'y entoure d'une couche d'albumine et d'une couche calcaire (coquille).

---

(1) Du latin *vagina*, gaîne.

supérieurs qu'on appelle les mammifères, et dont l'homme fait partie, le pénis est toujours érectile. Il se compose de deux parties distinctes. L'une est un axe sensiblement cylindrique, rigide pendant l'érection, qu'on nomme la *verge*. L'autre est la partie terminale de cet axe, renflée ou effilée, toujours recouverte d'un tégument, .et qu'on nomme le *gland*.

— L'ensemble des organes génitaux extérieurs de la femelle chez les mammifères est désigné sous le nom de *vulve*. Parmi eux se trouve l'entrée du vagin, qui est une première modification de l'oviducte des animaux moins élevés. La modification est achevée par le fait que le vagin aboutit à un organe tout à fait spécial aux mammifères, l'utérus, dont j'ai déjà parlé (p. 64).

Enfin les ovaires, qui sont toujours au nombre de deux chez les mammifères, sont ici perfectionnés en ce sens qu'ils ne sont composés que d'ovules et de tissus qui servent en quelque sorte à emballer ces ovules, à les relier entre eux sous une même enveloppe ; et surtout en ce sens que ces ovules ne mûrissent pas tous en même temps comme dans les femelles de niveau inférieur, mais progressivement et les uns après les autres. Ils sont ainsi, un à un, à époques espacées, expulsés de la femelle.

Près de se détacher de l'ovaire, ou cheminant tout au long des voies d'expulsion, l'ovule peut rencontrer un spermatozoïde qui le féconde. Alors il s'arrête dans l'un des replis de la muqueuse qui tapisse l'intérieur de l'utérus ; il commence à s'y développer en jetant quelques liens et quelques vaisseaux entre elle et lui. L'utérus réagit au contact de l'œuf, s'hypertrophie, parfois même l'enveloppe. La femelle dès ce moment nourrit l'embryon qu'elle porte. Il y a *gestation*.

■ ■ ■

C. — LA FÉCONDATION

Comment les deux éléments mâle et femelle fusionnent-ils pour ne former plus qu'un seul être, l'embryon, qui, se développant ensuite, va reproduire le type des deux êtres dont il est sorti?

Nous n'allons naturellement réaliser ici qu'une ébauche tout à fait sommaire de ces phénomènes extrêmement complexes, où la science de l'homme se heurte bien vite à des murailles impénétrables, où en tout cas les savants seuls peuvent avoir plaisir à s'égarer. Nous n'esquisserons que les phases grossières de la mystérieuse fécondation.

■ ■ ■

L'expérience que nous allons faire est la répétition de celle que réalisa, en 1877, le naturaliste français Fol, le premier curieux que son microscope ait fait assister à la fécondation d'un ovule par un spermatozoïde.

Recueillons, sur les rochers où ils se sont creusé des trous pour s'y tapir, quelques oursins encore. La coquille qui entoure la bête n'est qu'un support extérieur de son corps, lequel corps est mou (voir page 66).

Cassons cette coquille. Dans les téguments de certaines de ces pelotes piquantes, nous trouvons des masses jaunes, qui sont des paquets d'ovules ; dans d'autres oursins, des masses blanches, qui sont des réservoirs de spermatozoïdes. (Ces masses sont précisément les parties comestibles de l'oursin pour certains gourmets.)

Au-dessus d'un vase contenant de l'eau de mer, secouons quelques-unes des masses jaunes. Prélevons ensuite une goutte de cette eau ; regardons-la au microscope, sur une lame de verre, pour nous bien assurer qu'elle contient au moins un ovule. Puis mettons-la de côté (fig. 16).

Au-dessus d'un second vase secouons quelques masses blanches, et prélevons aussi une goutte de cette eau. Le microscope nous y fait voir un fourmillement d'innombrables petits éléments en qui nous reconnaissons tout de suite des spermatozoïdes. Ils sont répartis dans la préparation de façon presque uniforme.

Maintenant, sur une troisième lame de verre, mêlons les deux gouttes, et observons bien les phénomènes qui vont suivre.

■ ■ ■

Les spermatozoïdes innombrables se sont aperçus de la présence des quatre ovules. En quelques minutes les voici tous rassemblés autour d'eux...

Alors de chaque ovule sort une petite émergence, juste en face d'un des spermatozoïdes. Et presque aussitôt la tête de l'élu disparaît dans ce cône d'attraction. Le flagelle tombe à l'extérieur. La fécondation commence !

Dès que le spermatozoïde a disparu dans 1 émergence, elle a disparu elle-même ! L'ovule a repris sa forme primitive aussitôt, mais en même temps il a sécrété une membrane qui l'enveloppe complètement. Le voici donc imperméable aux autres spermatozoïdes (fig. 17).

Attendons une dizaine de minutes encore. Nous constatons maintenant que le spermatozoïde a grossi déjà, comme s'il s'était nourri de l'ovule, en même temps qu'une sorte de soleil de stries, nommé l'*aster*, l'entoure. Dès cet instant le spermatozoïde a mélangé son cytoplasme à celui de l'ovule. Cette petite masse réfringente au milieu de l'aster, c'est son noyau, noyau qui va chercher à rejoindre le noyau de l'ovule (fig. 36).

Bientôt, en effet, le noyau mâle ensoleillé et le noyau de l'ovule se déplacent lentement vers le centre de la masse commune. Trente minutes environ après le début de la fécondation, on peut les voir accolés l'un à l'autre, en voie de fusionnement. Au bout d'une heure, on n'aperçoit plus 'qu'un noyau unique, fait des deux, le produit du fusionnement, l'*œuf*!

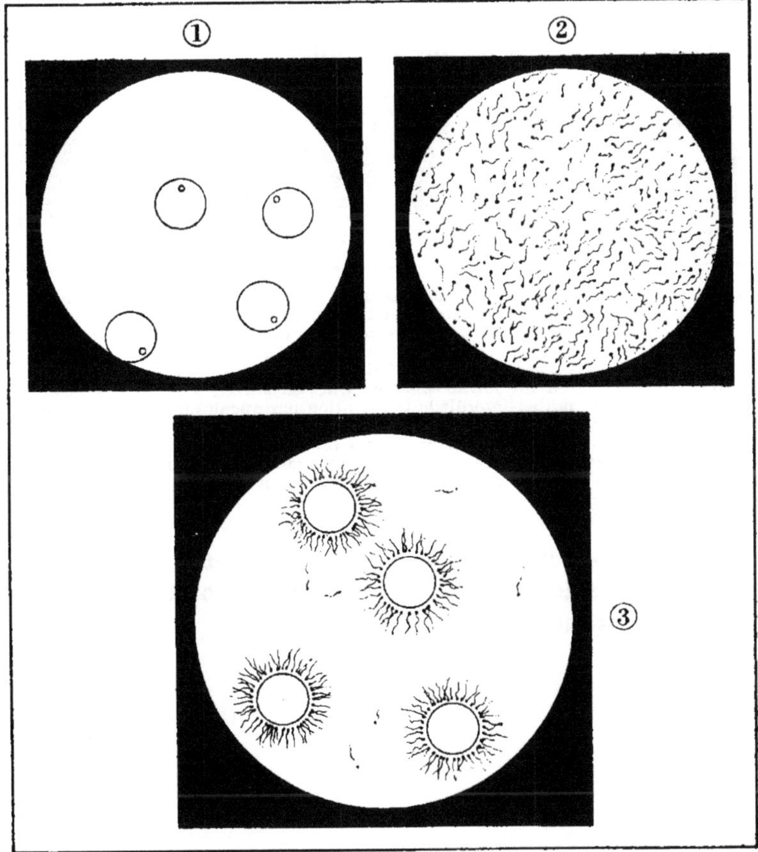

FIG. 16. — **La fécondation chez les animaux inférieurs.** — Voici en 1 la reproduction d'une goutte d'eau dans laquelle se trouvent quatre ovules provenant d'un oursin femelle. En 2, une autre goutte d'eau, où fourmillent des spermatozoïdes d'oursin mâle qui nagent dans toutes les directions. En 3, une goutte d'eau où se trouvent réunis les éléments des deux premières gouttes ; les spermatozoïdes sont attirés au voisinage immédiat des ovules. — (Gross. 500 fois environ).

Et tout de suite le développement de l'embryon commence. Par divisions successives de la masse qui le constitue et qui se partage en cellules, par pullulements progressifs et rapides, l'embryon passe par tous les stades de l'évolution qui aboutira dans quelques jours à la naissance d'un petit oursin violet !

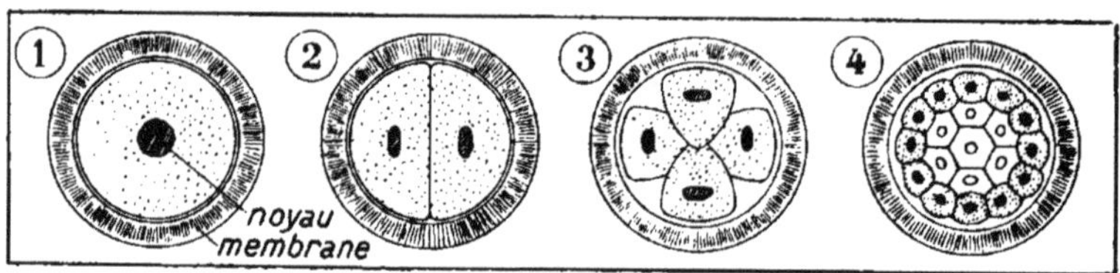

FIG. 17. — **La fécondation chez les animaux.** — Après les phénomènes que montre la figure 16, chaque ovule a été pénétré par un des spermatozoïdes (un seul). — L'ovule fécondé est appelé scientifiquement un *œuf*. — Les deux cellules fusionnées se livrent immédia.ement à un travail infiniment complexe dont nous ne montrerons ici que la phase première (gross. 1000 fois). — En 1, les deux cellules mâle et femelle ont fusionné en un noyau unique. Une membrane s'est formée aussitôt autour de la cellule, qui en interdit la pénétration par aucun autre spermatozoïde. — 2. L'œuf se segmente en deux demi-sphères ayant chacune un noyau. — 3. Puis en quatre. — 4. Puis en un grand nombre qui lui donne un peu l'aspect d'un fruit grenu. A ce moment on appelle l'œuf la *morula* (mûre, en latin). — La multiplication des cellules se poursuit ainsi en nombre et en formes jusqu'à ce qu'un oursin soit constitué.

Petit pied de funaire, petit oursin violet, ou petit bébé humain, nous le verrons, le mécanisme sommaire de la naissance est identique dans les trois cas.

CHAPITRE IV

LA REPRODUCTION HUMAINE
(I. — L'homme)

Les glandes masculines déversent leur sécrétion dans le canal même où la vessie déverse son contenu. — L'urètre est donc chez l'homme un des principaux canaux de son organisme.

CHAPITRE IV

LA REPRODUCTION HUMAINE

I. — L'HOMME

L'homme et la femme normaux portent chacun une paire de glandes qui ont, ainsi que chez tous les mammifères, la fonction d'élaborer les gamètes (chez l'un, mâles ; chez l'autre, femelles) dont la fusion doit réaliser des individus nouveaux.

Testicules et ovaires sont d'ailleurs des glandes analogues. Jusqu'au troisième mois de la gestation, il est impossible de distinguer dans le fœtus humain un signe certain de son sexe ; ses glandes génitales sont alors, dans les deux cas, fixées au-dessous des reins.

Chez le mâle, elles se mettent dès ce moment-là à descendre, pour finir par saillir hors de la masse du corps ; elles ont terminé leur déplacement au huitième mois généralement.

Nous allons commencer par l'appareil masculin l'étude du mécanisme humain de reproduction.

■ ■ ■

Génito-urinaire

La fonction de reproduction ne commence guère à s'exercer chez l'homme que vers l'âge de 16 à 17 ans. On dit alors qu'il est *adulte, nubile* ou *pubère*.

La puberté masculine, c'est-à-dire le début de la période pendant laquelle l'homme est physiquement capable de procréer, le début du fonctionnement de ses glandes, s'annonce par des symptômes bien nets : l'aggra-

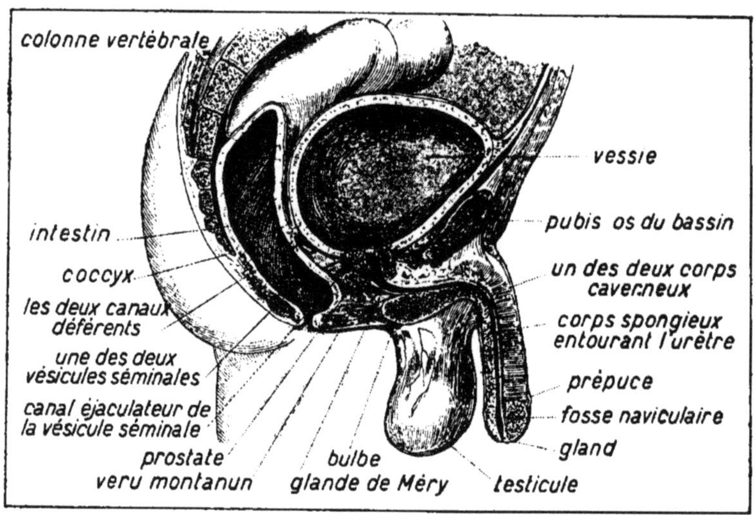

Fig. 18. — **Chez l'homme.** — Disposition générale des organes géni.aux et urinaires (les reins ne figurent pas ici), montrée par une coupe du corps verticale et médiane. — Le testicule peut être affecté d'une tumeur d'aspect noirâtre qu'on nomme un *varicocèle*. Elle provient de la dilatation, prenant la forme de varices, des veines auxquelles est suspendue la masse du testicule. — Le gland est chez l'enfant recouvert entièrement (partiellement chez l'adulte) par une peau épaisse et très mobile, le *prépuce*, qui forme sur lui capuchon, le dépasse même, et peut inversement le laisser complètement à nu. Le prépuce est limité dans son retrait facultatif par un filet, situé sous le gland, qu'on nomme le *frein*. Une étroitesse anormale du capuchon peut donner lieu à deux sortes d'accidents. Ou elle empêche le prépuce de venir en arrière du gland (c'est le *phimosis*). Ou bien, parvenu en arrière du gland, le prépuce l'étrangle et ne peut revenir à sa position normale (c'est le *paraphimosis*). Consulter un médecin. — La *circoncision* est une opération parfois chirurgicale, le plus souvent religieuse (judaïsme) qui consiste à supprimer totalement le prépuce. Le gland reste ainsi en permanence découvert (mesure d'hygiène chez les peuples primitifs).

vation du timbre de la voix, le développement du système pileux, le bouclage d'un léger duvet sur la lèvre supérieure, sur le menton et sur les joues.

La durée de la fonction génitale peut s'étendre chez l'homme jusqu'à près de 90 ans. Du moins plusieurs physiologistes bien intentionnés en ont-ils donné l'affirmation.

L'homme, le mâle quelquefois si sottement orgueilleux, est contraint par la Nature d'accepter cette humiliation qu'une grande partie de son appareil génital, nous allons le voir, se confond avec son appareil urinaire. Donc, par ses mêmes voies « génito-urinaires », le roi des animaux émet ou ses produits sexuels ou la purge de son sang ; donne la vie ou rejette son urine.

■ ■ ■

L'urètre

Un long canal remplit ce double rôle. On le nomme l'*urètre*. C'est lui que nous allons d'abord analyser.

Bien qu'il soit naturellement caché dans les tissus et qu'on puisse de ce fait le comparer au lit d'un petit fleuve souterrain dans lequel viennent se jeter en silence quantité de rivières, ruisseaux et ruisselets, nous supposerons, pour plus de clarté, que ces canalisations fonctionnent à ciel ouvert. Et l'on va voir combien l'étude des organes génitaux de l'homme ressemble en somme à un cours de géographie !

On sait que l'urine provient de la filtration minutieuse du sang, que réalisent deux épurateurs cachés à proximité de notre colonne vertébrale, les *reins*. Le liquide qui en sort renferme tous les déchets organiques que le sang a pu entraîner dans sa circulation rapide à travers les artères, les veines et les viscères, ainsi que toutes les toxines (poisons) qui résultent du travail général de la machine. L'urine est d'ailleurs, et pour cette raison, un terrible venin en effet, dont quelques gouttes injectées sous la peau de petits animaux les tuent rapidement.

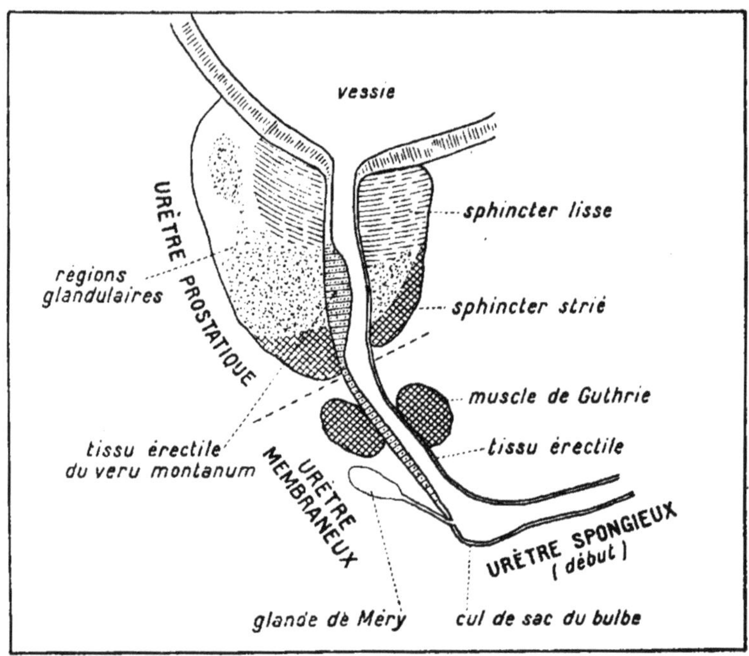

FIG. 19. — **Chez l'homme.** — Schéma des trois régions principales de l'urètre, des sphincters, et des glandes principales qui se trouvent sur le trajet de l'urètre.

On sait aussi que la rétention de ce poison dans le sang, par la redoutable *urémie* (fonctionnement insuffisant ou suspendu des reins), est cause d'innombrables décès.

L'urine, qui perle donc dans les tissus des reins, est amenée, par deux longs tuyaux appelés *uretères* (voir fig. 20 et 21), à un réservoir commun, la *vessie*.

— Pour que nous puissions le vider seulement quand il nous plaît, imaginons que soit installé sous le fond de ce réservoir un tuyau élastique qui s'ouvre sur l'extérieur, et que, sur ce tuyau, au sortir de la vessie, soient

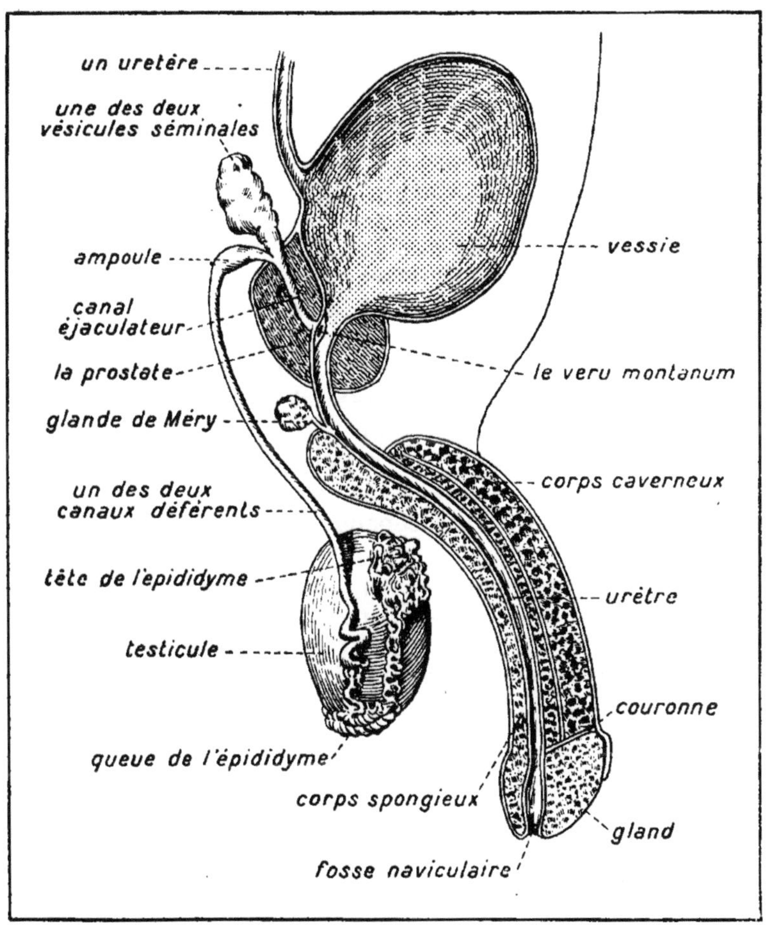

Fig. 20. — Schéma général des voies génitales chez l'homme.

montées des bagues en caoutchouc très fortes, qui l'étranglent la plupart du temps et ne desserrent leur étreinte qu'à notre volonté, lorsque nous voulons que le réservoir se vide.

Ce tuyau élastique est l'*urètre* en question. Ces bagues élastiques sont les *sphincters* musculaires qui l'enserrent à son début (fig. 19). Lorsque ces bagues se relâchent par l'effet de notre volonté, les muscles tendus qui entourent la vessie se resserrent, exercent sur elle une contraction lente, progressive, et par là projettent avec force au dehors le liquide à travers le méat du canal.

— On conçoit que cet urètre, qui a un cours relativement long (25 centimètres au total), ne présente sur tout son développement ni la même largeur, ni la même forme, ni les mêmes caractères.

Il est parfois très différent de lui-même selon qu'il parcourt telle région ou traverse tel organe ; mais il est toujours l'urètre. De la même façon le lit d'un fleuve change totalement d'aspect selon que son fond est à base de sable, de rochers ou de marne, selon qu'il s'étrangle ou s'élargit ; et cependant le fleuve ne change pas de nom.

Les désignations qu'on va lire, *urètre prostatique, urètre membraneux, urètre spongieux,* ne font en somme qu'indiquer soit la région que traverse le canal, soit un caractère très spécial de sa constitution sur une longueur déterminée. Mais c'est toujours l'urètre.

■ ■ ■

La prostate

Tout de suite à sa sortie de la vessie, l'urètre traverse, presque verticalement si on considère l'homme debout, un organe assez singulier dont les dimensions et les formes rappellent un peu celles d'un gros marron, la *prostate*. Nous voici donc dans l'urètre prostatique.

— Le haut de ce marron est précisément un muscle annulaire, dit le *sphincter lisse,* qui entoure le tuyau aux fins que je viens d'expliquer (fig. 19).

— Le milieu de ce marron est un tissu chargé de quantité de petites glandes et de petits canaux qui viennent

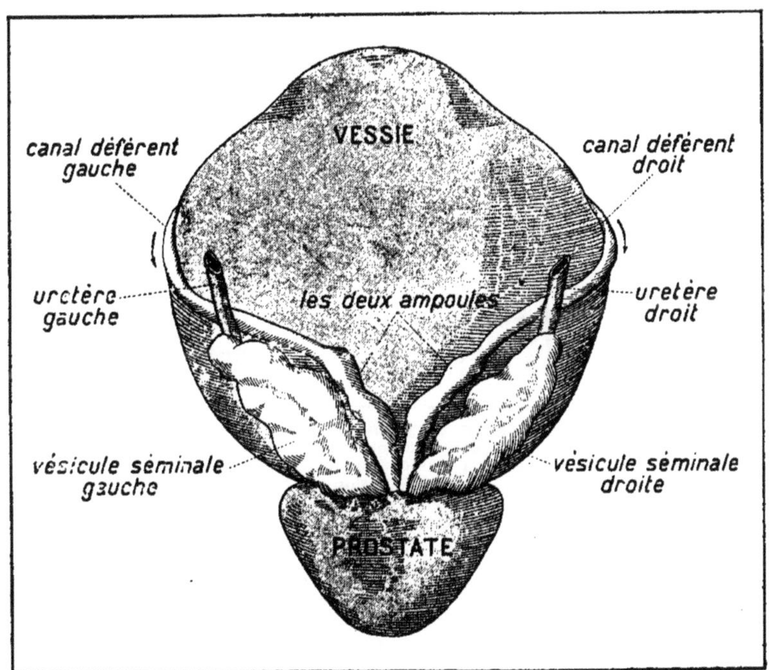

FIG. 21. — **Chez l'homme.** — Cette figure représente le *périnée*, c'est-à-dire la région de l'entrecuisses, vue ici par dessous. C'est la région du confluent des voies génitales et urinaires. On voit en effet : les deux uretères, qui amènent l'urine à la vessie : et les deux canaux déférents. qui amènent les spermatozoïdes aux vésicules séminales et aux ampoules. Les déférents deviennent alors les canaux éjaculateurs des vésicules séminales et se réunissent sur le veru montanum pour déverser le sperme dans l'urètre prostatique (fig. 26).

tous se jeter dans l'urètre pour le graisser, l'assouplir, faciliter dès le début le cours des liquides qui doivent le traverser.

— Enfin le bas de ce marron est encore un sphincter, le *sphincter strié,* qui fonctionne à la sortie comme son camarade le fait à l'entrée. L'urètre prostatique peut donc, en certaines circonstances, être fermé solidement aux deux bouts. Retenons bien cette particularité. C'est, en effet, dans cette portion de l'urètre que se trouve le confluent de l'arrivée de l'urine et de l'arrivée du liquide génital.

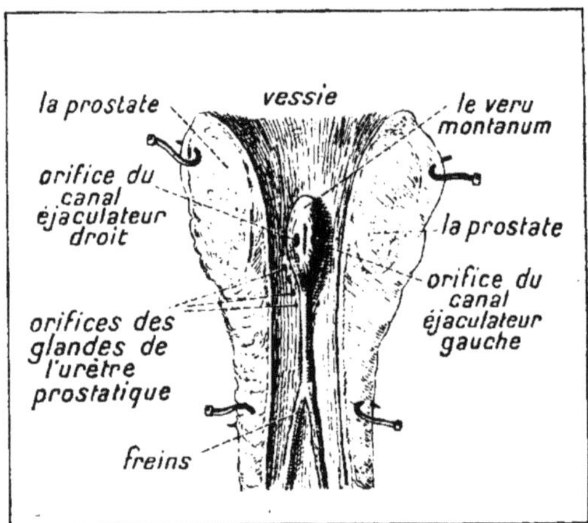

FIG. 22. — **Une prostate ouverte, on y voit le veru montanum.** — Le veru montanum, constitué par des tissus érectiles, obture complètement l'urètre pendant le fonctionnement génital. En outre la distension qu'il subit alors a pour effet d'ouvrir en grand les deux orifices par lesquels se vident dans l'urètre les ampoules et les vésicules séminales.

— Dans le milieu de l'urètre prostatique se trouve, caché sous les tissus, une sorte de bouton, un peu aplati en temps ordinaire. Il est fait en grande partie de tissus érectiles, c'est-à-dire, je le répète (voir fig. 4), de tissus qu'une grosse affluence de sang peut soudain faire gonfler.

Cet étrange bouton, désigné sous le nom fort cocasse aussi de *veru montanum,* est, nous l'apprendrons, une sorte de verrou qu'a placé ici la Nature pour que les fonctions urinaires soient rendues impossibles dans l'urètre quand il est adonné aux fonctions génitales ; pour, en un mot, que l'urine ne puisse jamais, dans l'individu en bonne santé, se mêler au sperme dans les moments d'érection.

De plus, et l'observation est capitale, le veru montanum est le lieu de rencontre des deux canaux éjaculateurs des vésicules s'éminales, autrement dit des canaux déférents qui apportent à l'urètre, pour être projetés dans la chair féminine, le produit des deux testicules et des glandes multiples qui coopèrent à la constitution du sperme.

— Après sa sortie de la prostate, l'urètre, comme le lit d'un cours d'eau capricieux, change tantôt de constitution, tantôt de direction, tantôt même de forme.

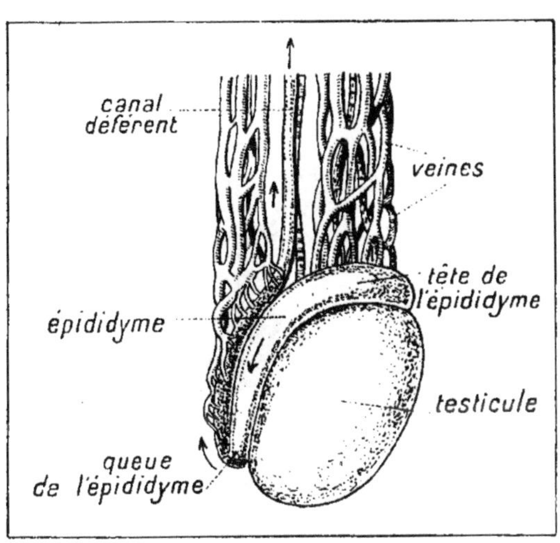

FIG. 23. — **Chez l'homme.** — Vue d'un testicule lorsqu'on l'a sorti de la bourse dans laquelle il est normalement contenu. On voit qu'une multitude d'artères et de veines l'alimentent et le tiennent suspendu. Nés dans le corps du testicule, les spermatozoïdes montent tous dans la tête de l'épididyme (v. fig. 24) et gagnent ensuite la queue de l'épididyme. Là prend naissance le canal déférent qui les mène, derrière la vessie, à l'ampoule et à la vésicule séminale, où ils s'accumulent. Le testicule et l'épididyme sont ici recouverts de leurs fines enveloppes.

On le trouve d'abord *membraneux*, c'est-à-dire entouré encore par un muscle annulaire, le muscle de Guthrie et Wilson, qui vient en somme doubler le sphincter strié de la prostate (voir fig. 19).

— Puis il change brusquement de direction pour sortir enfin du corps. Il prend alors plus de largeur, modifie sa nature, devient désormais *spongieux* (tissu ressemblant à de l'éponge) jusqu'à son extrémité.

A la jonction de sa forme membraneuse et de sa forme spongieuse, en son coude, il subit comme une sorte de soudure, le *bulbe*, qui lui donne un peu l'aspect d'un cul-de-sac. Là se déversent à nouveau quelques glandes lubrifiantes, les glandes de Méry ou de Cooper (fig. 19).

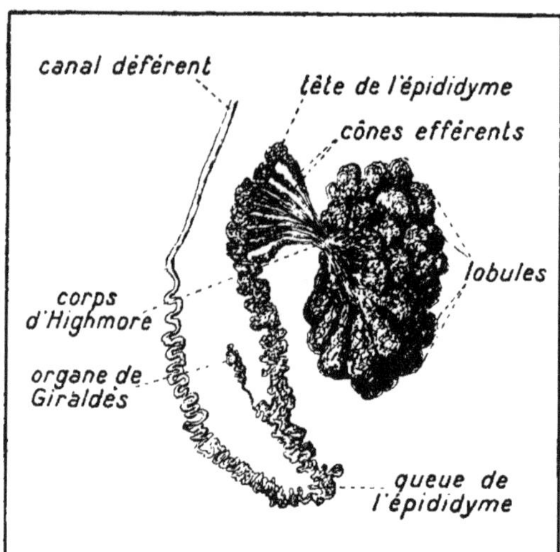

Fig. 24. — **Schéma très simplifié des principaux canaux du testicule humain.** — Le testicule est fait de *lobules* ou masses qui renferment chacun des *canalicules* où naissent les spermatozoïdes (v. fig. 25). Tous les canalicules se déversent sur un point commun qu'on nomme le *corps d'Highmore*. Par les *cônes efférents* le corps d'Highmore se vide dans l'*épididyme*, lequel est continué par le *canal déférent* (v. fig. 23).

Pourquoi, dès cet instant, l'urètre est-il spongieux ? C'est qu'il fait partie désormais d'une sorte de cylindre fortement musclé, très poreux également, qui constitue l'organe érectile de l'homme, la *verge*. Il faut donc bien, sous peine de rompre, que ce canal puisse se dilater comme le font les muscles dans lesquels il est noyé (fig. 27 et 28).

Sur toute cette longueur d'ailleurs la lubrification du canal surabonde ! De grosses glandes à mucus, dont on peut voir les orifices nettement avec une simple loupe, déversent leurs produits clairs tout le long de l'urètre spongieux.

Le canal enfin se termine par un étranglement, la *fosse naviculaire*, qui constitue le point le plus étroit de tout son cours. L'ouverture du canal sur l'extérieur est une fente à deux lèvres minces qu'on nomme, je l'ai déjà dit, le méat (fig. 28).

— Voyons maintenant de quelle façon, sur cette canalisation urinaire, se raccorde la canalisation génitale.

■ ■ ■

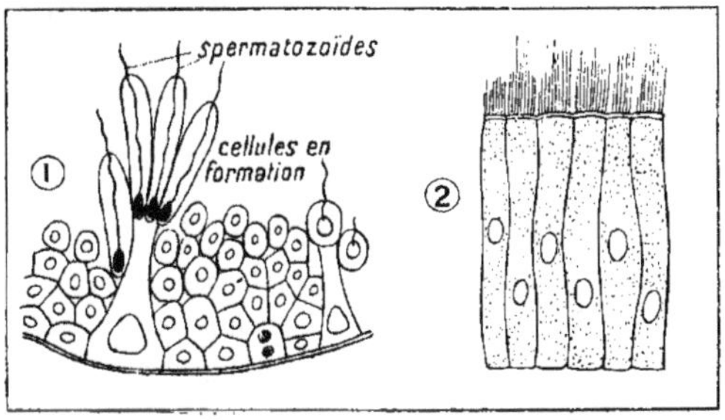

Les testicules

Les deux glandes à spermatozoïdes sont généralement de dimensions inégales, celle de gauche un peu plus volumineuse que celle de droite.

FIG. 25. — **Coupes dans la paroi de canaux génitaux chez l'homme** (gross. 1500). — 1. Coupe partielle d'un fragment de paroi de canalicule. On y voit des spermatozoïdes se dégageant du tissu cellulaire qui leur a donné naissance, pour s'engager dans le canalicule et gagner les canaux de sortie. — 2. Coupe partielle d'une paroi d'un canal déférent. On voit que chaque cellule est munie d'un paquet de petits cils qui lui sert à chasser constamment les spermatozoïdes vers les ampoules et les vésicules séminales. (Voir fig. 26).

Elles sont enfermées dans une *bourse* commune, à deux loges (il n'y a pas deux bourses), dont la peau, fort peu épaisse, se nomme le *scrotum*. Mais cette première enveloppe est doublée d'une autre, très mince aussi, musculaire, le *dartos,* qu'on ne peut même au bistouri séparer d'elle. Or, le dartos est extrêmement sensible à certaines influences, celle du froid par exemple, qui le font se contracter et par conséquent déterminent quelquefois des rides épaisses sur le scrotum.

Chacun des testicules est d'une part suspendu au bout d'un muscle très élastique qu'on nomme le *crémaster*, et d'autre part attaché au fond de la bourse. Si bien que, dans certaines circonstances, coït ou accès de toux notamment, les deux crémasters remontent les testicules parfois jusqu'au contact de la paroi abdominale.

— Allons plus avant. Si l'on fait la dissection d'un testicule, on constate, le sac scrotal étant enlevé, que la glande se compose d'un corps principal assez dur, de la forme approximative d'un œuf, suspendu par une grosse masse de veines, d'artères, de branches nerveuses et de canaux enchevêtrés (fig. 23).

Sur ce corps principal on voit, couché au milieu de petits vaisseaux extérieurs fort complexes, zigzagant en tous sens, un corps secondaire, l'*épididyme*, dont nous allons apprendre dans un instant la constitution et la fonction.

Servons-nous du microscope, car la dissection du testicule va nous conduire à de bien curieuses révélations ! (voir fig. 24)

— Le corps principal de la glande, nous le découvrons consitué par un ensemble de 2 à 300 toutes petites masses, des *lobules,* dont le sommet de chacune est dirigé vers un organe commun, — lequel est précisément l'épididyme, déversoir commun des lobules.

Mais regardons plus profondément. De quoi sont faits ces lobules? Chacun d'eux, nous apprend l'oculaire de notre microscope, est constitué par de très petits, infiniment petits tubes, d'épaisseur infime (150 *mus* environ), pelotonnés sur eux-mêmes en paquets irréguliers, qu'on nomme des *canalicules*. Chacun de ces canalicules, si on le dépelotonnait avec grands soins, atteindrait 1 m. 50 de longueur ; si bien que l'étendue de tous les canalicules des lobules, mis bouts à bouts, doit être de près de 1.000 mètres ! ✦

Tous les canalicules d'un même lobule se réunissent

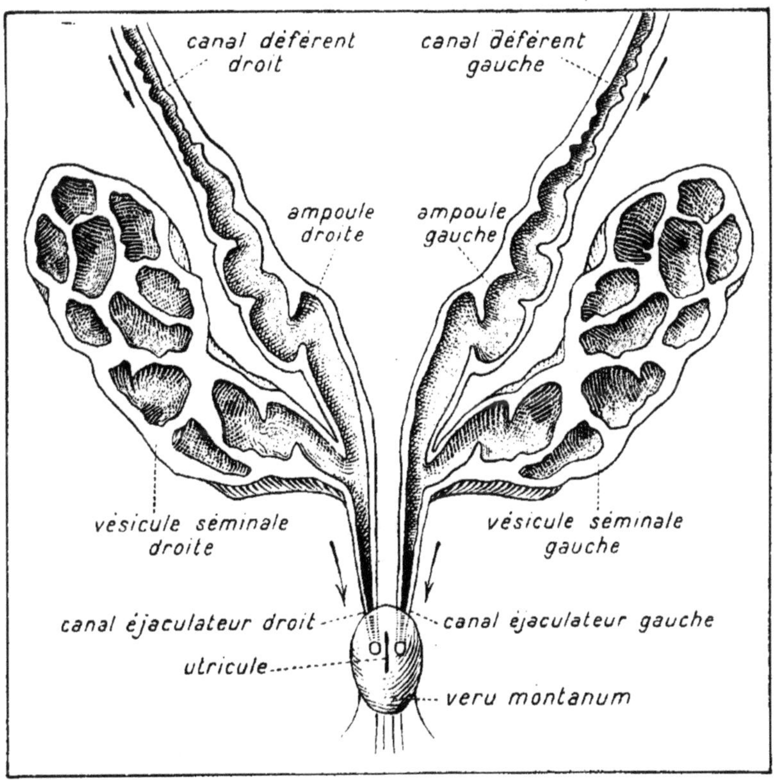

Fig. 26. — **Chez l'homme.** — Schéma des ampoules des canaux déférents et des vésicules séminales dans lesquelles s'accumulent les spermatozoïdes et le mucus qui les accompagne, avant d'être projetés dans l'urètre. L'utricule est une cavité close, embryonnaire, sans utilité définie, sur les bords de laquelle s'ouvrent les deux orifices des canaux éjaculateurs venant des vésicules et ampoules.

en un *tube droit* qui collecte leurs sécrétions et les déverse dans l'épididyme.

Voilà donc un beau et vaste champ d'éclosion pour des cellules !

Car en effet, ces canalicules si étendus ne sont autre chose qu'une immense fabrique de spermatozoïdes !

Le microscope, poussé à de grandes profondeurs visuelles, nous montre que les canalicules sont intérieurement tapissés de cellules rectangulaires et serrées, dites de *Sertoli,* d'où sortent ou vont sortir, la tête encore fixée dans la cellule, la queue battant dans le canalicule, d'innombrables spermatozoïdes... (fig. 25). Peu à peu ils se dégagent. Alors rapidement, nageant le long des parois humides, ils filent d'abord dans le tube droit et de là dans le collecteur général des lobules du testicule qu'est l'épididyme. Laissons-les un instant nager.

— L'épididyme (voir fig. 24) est un canal relativement large, long de 6 mètres quand il est développé. Il est complètement pelotonné, lui aussi, au point qu'il peut s'appliquer tout entier sur la hauteur complète du testicule, soit 5 centimètres environ (fig. 23).

Il descend ensuite du pôle supérieur du testicule au pôle inférieur, en présentant cette particularité que les cellules dont sont faites ses parois internes portent chacune un cil qui chasse les spermatozoïdes toujours dans le même sens, vers la sortie, la sortie encore lointaine. J'ai, dans le chapitre premier, expliqué le rôle bien défini qu'a chaque cellule dans cette Association Générale de Cellules qu'est un individu. Ici, ce sont des agents de circulation.

— Revenons à nos spermatozoïdes. Chassés ainsi hors du testicule où ils sont nés, puis de l'épididyme qui les a momentanément accueillis, les voici qui s'engagent dans un long tuyau, soudé à l'orifice de sortie de l'épididyme, qu'on nomme le *canal déférent*. Il va les conduire, jusque derrière la vessie, à un renflement, une *ampoule*, où ils s'accumuleront, jusqu'au moment où un mécanisme de déclenchement les jettera brusquement dans l'urètre, en avant du veru montanum. Une projection de lubrifiant les accompagnera, émise par une grosse glande voisine, la *vésicule séminale* (fig. 20 et 26).

La vésicule séminale, qui se présente d'ordinaire avec une surface bosselée, n'est qu'un long tube aussi plusieurs fois recourbé ou replié sur lui-même, accolé au bas fond de la vessie, terminé par une sorte de fuseau par lequel il est monté sur le canal déférent. Canal déférent et vésicule ainsi réunis se jettent dans l'urètre, à la hauteur du veru montanum, par un déversoir commun assez semblable à un petit canon de fusil, qu'on nomme *canal éjaculateur*.

— Naturellement les organes et les phénomènes que je viens de décrire sont identiques pour les deux testicules.

Il y a donc : deux épididymes ; deux canaux déférents ; deux ampoules ; deux vésicules séminales ; deux canaux éjaculateurs.

— Ainsi se termine la description en quelque sorte géographique des canalisations urinaires et génitales de l'homme, du moins de celles qui sont cachées dans la masse de son corps.

■ ■ ■

— Par quels moyens les spermatozoïdes vont-ils arriver à leurs buts, aux ovules que renferme le corps de la femme?

La projection des spermatozoïdes.

Les spermatozoïdes sont en attente impatiente dans leurs ampoules et quelque peu dans les vésicules.

Or, la production des glandes génitales ne s'arrête à aucun moment. Elle exerce sur les prisonniers, par d'incessantes arrivées, par une accumulation toujours croissante, une poussée qu'on a nommée *vis a tergo* (latin, *force venant de derrière*), et qui à la longue tend à devenir irrésistible.

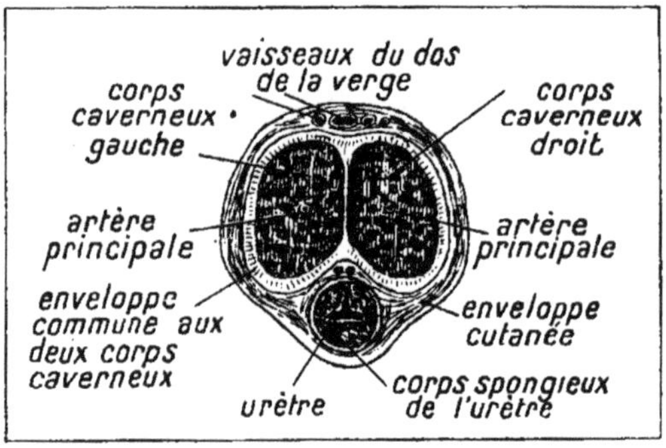

FIG. 27. — **Chez l'homme.** — Coupe transversale de la verge. — L'urètre, entouré d'une gaine spongieuse, est solidaire de deux corps caverneux. Les corps spongieux et caverneux sont faits de tissu érectile (v. fig. 4). L'urètre, est fait de tissu élastique.

Je viens de dire que l'urètre spongieux, dernière portion de l'urètre, est noyé dans des masses musculaires érectiles qui font corps compact avec lui.

Ces masses spongieuses, qu'on nomme dans leur ensemble la *verge,* sont au nombre de deux, soudées l'une à l'autre (fig. 27 et 28). Chacune porte à sa base une racine solide, point d'appui pour l'effort, bien plantée dans les muscles puissants du bassin. On appelle ces deux masses les *corps caverneux.*

Elles se réunissent à l'avant pour constituer l'organe de commandement, le gland, dont j'ai parlé déjà au Chapitre III (page 72).

— **Dès lors voici comment se fait aux ovules le transport des spermatozoïdes en attente dans les ampoules et les vésicules.**

Les tissus érectiles des deux corps caverneux de la verge se remplissent de sang. Elle prend ainsi à la fois

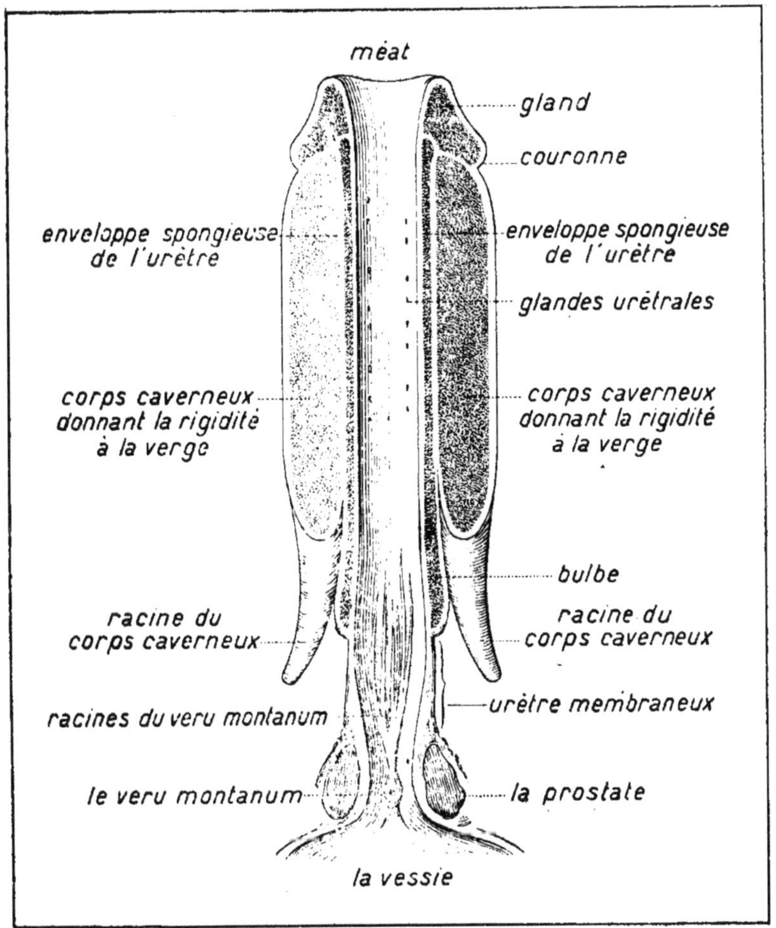

FIG. 28. — **Chez l'homme.** — Coupe horizontale et étalée de l'urètre, de la verge et du gland. — **On voit ici** que le gland fait partie de l'urètre et non des corps caverneux.

une grande consistance et un accroissement de volume qui lui permettent de pénétrer dans les voies féminines, dont nous allons faire l'étude au chapitre suivant.

Mais, en même temps que ces corps caverneux, la turgescence (gonflement) a gagné le veru montanum, qui bouche maintenant au-dessus de lui l'urètre et, par conséquent, coupe toute communication avec la vessie.

La turgescence a pour effet aussi d'agrandir les deux orifices du véru par où se déversent les deux canaux éjaculateurs.

De même elle a gagné les deux vésicules séminales, les innombrables petites et grosses glandes qui tapissent le canal, et qui se mettent toutes à déverser leurs sécrétions dans l'urètre.

La région entière est tendue, par ces afflux sous pression, vers un orgasme (crise nerveuse) que le gland va déclencher.

En effet, quand tout à coup le système nerveux en spasme relâche le sphincter de sortie, un peu du contenu des deux ampoules et des vésicules, et les divers mucus secrétés, le tout accumulé dans le petit espace qui sépare les deux sphincters, le sperme est brusquement projeté hors de l'urètre par une première détente presque aussitôt coupée par une réaction nerveuse. Trois ou quatre reprises ou saccades la suivent, de moins en moins violentes et bientôt épuisées.

— Un million de spermatozoïdes, peut-être deux, sont ainsi lancés dans la place, au bas du col de l'utérus, nous le verrons bientôt ! Tous se hâtant déjà à l'assaut d'*un seul* ovule qui cependant ne deviendra le bien que d'un seul d'entre eux ! L'élu seul survivra ; tous les autres courent à la mort.

CHAPITRE V

LA REPRODUCTION HUMAINE
(II. — La femme)

Les organes génitaux de la femme ont une élasticité et une puissance exceptionnelles, à cause du lent et considérable développement qu'acquiert en eux, pendant de longs mois, l'enfant. — Il semble que, pendant la gestation, ces organes gagnent une musculature qui auparavant n'existait qu'à peine.

CHAPITRE V

LA REPRODUCTION HUMAINE

II. — LA FEMME

La femme tient de la Nature cette élégance supplémentaire que son appareil génital est totalement distinct de son appareil urinaire.

Elle possède, comme l'homme, deux reins, deux uretères et une vessie, d'un module un peu plus petit. Mais le canal d'évacuation de la vessie, l'urètre, — qui est commandé par des sphincters de retenue identiques à ceux de l'urètre masculin (sauf ceux de la prostate, qui n'existe pas ici), — est beaucoup plus court puisqu'il n'a aucune partie extérieure au corps. Son méat est caché dans les tissus.

Aussi n'aurons-nous pas à nous occuper des voies urinaires de la femme pour comprendre le fonctionnement de son mécanisme génital.

Les organes de reproduction de la femme sont cependant plus compliqués encore que ceux de l'homme. Car, s'ils n'ont pas à transporter leurs gamètes d'une chair dans une autre ; s'ils n'ont en somme qu'à produire sur place leurs ovules et à attendre la destinée qui leur est réservée, ils ont la douce et pénible obligation d'héberger pendant de longs mois l'ovule fécondé, de lui fournir toute la substance indispensable à son développement, de transformer cet œuf en fœtus, le fœtus en enfant, et de mettre au jour cet enfant.

Les fonctions féminines sont ici aussi complexes que tendres et pénibles. Elles inspirent le respect. Les fonctions du mâle n'ont pas cette noblesse.

— La caractéristique majeure de presque tous ces organes féminins est leur extrême dilatabilité. On le conçoit sans que j'aie à insister, puisque dans le sein

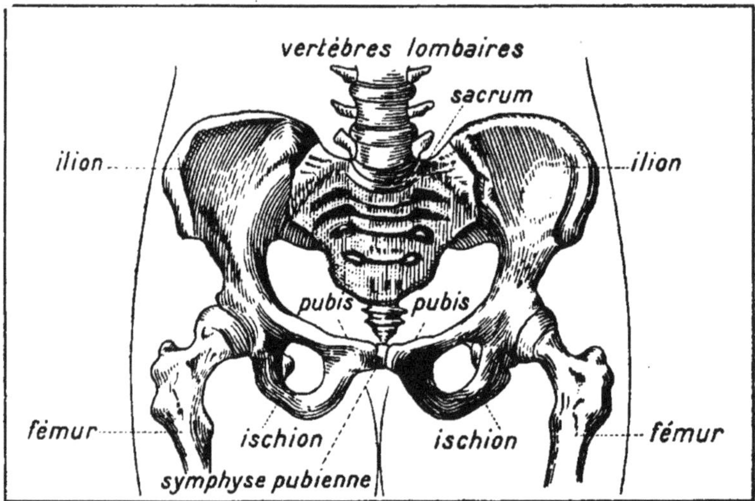

FIG. 29. — **Le bassin d'une femme.** — Le bassin ou pelvis est une sorte de grande cage osseuse située au bas de la colonne vertébrale (laquelle se termine par le coccyx). Sur cette cage s'articulent les deux fémurs (os supérieurs des cuisses). C'est dans le bassin que sont situés les organes génitaux et urinaires de l'homme et de la femme. Les glandes sexuelles de l'homme sont seules à l'extérieur. Il y a donc lieu d'étudier un peu le bassin parce que les muscles qui portent ou commandent les organes génito-urinaires sont presque tous insérés sur ces os. — Le bassin d'une femme est beaucoup plus large que celui d'un homme, en vue des grossesses. — Un bassin est constitué par deux os plats, contournés comme des pales d'hélices, échancrés, cintrés, soudés dans le fond au sacrum, et sur l'avant réunis par une symphyse (soudure), dite symphyse pubienne. Ces deux grands os, de forme si singulière, sont d'ailleurs constitués chacun par trois os distincts : l'ilion, l'ischion et le pubis qu'on trouve non soudés encore dans le jeune enfant. L'ischion et le pubis ne se soudent que vers l'âge de 12 ans ; l'ischion et l'ilion vers 14 ; l'ilion et le pubis, vers 16 ans. L'ossification complète du bassin n'est guère terminée avant l'âge de 25 ans.

maternel l'infiniment rien à nos yeux qu'est un ovule fécondé doit croître lentement jusqu'à devenir une masse rose de 4 à 5 kilos !

Ces organes ont aussi ce caractère que les tissus érectiles y abondent, c'est-à-dire que quantité de chan-

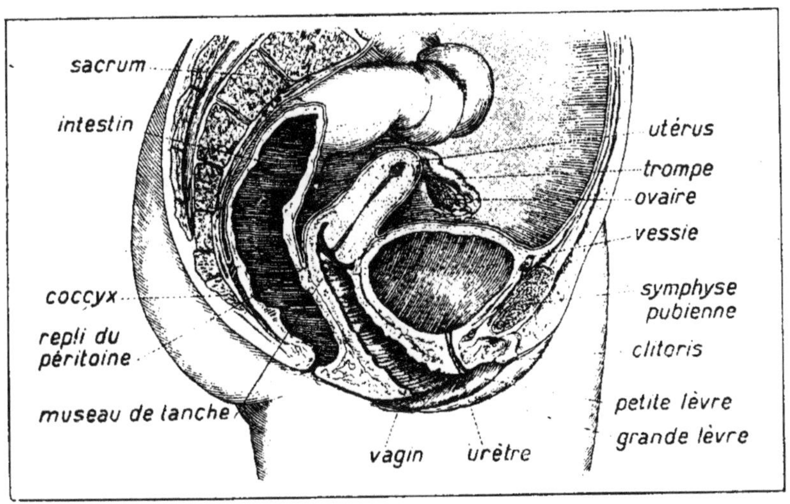

FIG. 30. — **La femme.** — Disposition générale des organes génitaux et urinaires (sauf les reins et les uretères), montrée par une coupe du corps verticale et médiane.

gements de forme momentanés, ou de mouvements partiels qui déterminent un effet, sont causés par un violent afflux de sang dans ces tissus. L'érection est un phénomène de mécanique féminine autant que masculine, je l'ai déjà dit (fig. 4).

Enfin l'étude des organes de la femme est certainement plus difficile que celle des organes de l'homme parce qu'ils sont moins apparents à l'extérieur, cachés presque toujours dans l'abdomen profond. Nous essayerons néanmoins de les y apercevoir avec exactitude.

— La logique semblerait vouloir qu'après avoir montré, à la fin du chapitre précédent, comment le mécanisme masculin jette un pont pour que ses spermatozoïdes passent aux ovules, j'explique tout de suite la contre-partie qu'offre au corps mâle le corps féminin.

En agissant ainsi, je ne pourrais fournir que des explications embrumées puisque, aux dernières nouvelles, vous vous le rappelez (page 96), nos spermatozoïdes innombrables marchent vers la Belle aux Bois Dormant, et que nous ne savons encore, nous, où est son château ni comment il est fait !

La clarté exige donc qu'en premier lieu maintenant nous discutions des ovaires, pour examiner ensuite seulement par quelles voies notre armée peut en atteindre les abords, et dans quel berceau l'œuf deviendra l'homme.

■ ■ ■

Les ovaires

Les ovaires, qui pèsent chacun de 6 à 8 grammes, sont situés dans le bas du ventre de la femme (fig. 31), l'un à droite, l'autre à gauche. Ils ont la grosseur d'une amande et sont fixés en place tout simplement dans un repli du péritoine.

Retenons tout de suite, pour l'étudier avec soin un peu plus tard, ce phénomène étrange que les ovaires ne sont en continuation directe avec aucun organe. Le plus proche est à 1 ou 2 millimètres d'eux. Mais l'érection momentanée des tissus les accollera au bon moment.

— Si l'on fait la dissection d'un ovaire, de cette amande, on découvre au microscope, sous l'enveloppe extrêmement mince de sa surface, et sur une épaisseur d'un millimètre à peine, un nombre énorme de petites boules serrées les unes contre les autres. On les appelle

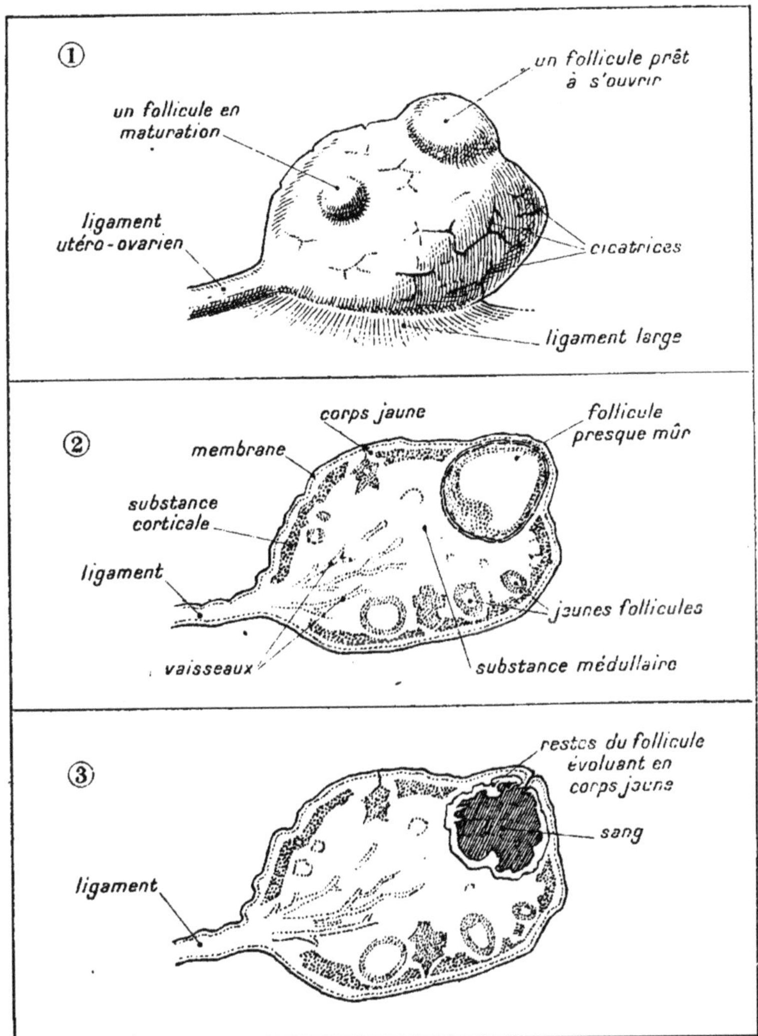

FIG. 31. — **Vues d'un ovaire de femme, dans son aspect extérieur et en coupes (grandeur vraie).** — 1. L'ovaire maintenu dans un repli du péritoine par ses ligaments rond et large (voir fig. 32). — 2 et 3. Coupes de l'ovaire avant et après le départ de l'ovule arrivé à maturité. Le " corps jaune " succède à l'ovule disparu.

des *vésicules de De Graaf* (du nom de l'anatomiste hollandais qui les découvrit au xviie siècle), ou bien des *ovisacs*, ou plus communément des *follicules*.

Or chacune de ces sphères contient un ovule.

Dans l'ovaire d'un fœtus on aperçoit près de 300.000 de ces sphérules en formation. Dans l'ovaire d'une femme adulte — je l'ai déjà dit — on n'en compte plus guère que 2.000 !

— Les ovaires d'une enfant ont une surface lisse. Peu à peu, tandis qu'elle grandit, les petites boules qu'ils renferment s'enflent çà et là et rendent l'organe de plus en plus rugueux. Puis, vers l'âge de 13 à 14 ans en moyenne (dans les climats tempérés), la fillette subit une transformation visible : ses hanches s'arrondissent, ses seins se développent. Elle aussi va être pubère. Ses ovaires sont prêts alors à donner chaque mois un ovule mûr. Sa « ponte ovarique » va commencer, qui durera une trentaine d'années.

Un jour, en effet, un follicule, de l'une ou de l'autre glande, après en avoir considérablement grossi et distendu l'enveloppe, la déchire, se fend lui-même, et laisse échapper son ovule. (fig. 31)

Un léger suintement de sang se produit là, en même temps qu'un autre organe d'importance majeure, la matrice, se congestionne elle-même. Elle perd bientôt le revêtement de sa muqueuse, le fin tissu qui en tapisse les parois ; elle laisse ainsi à nu quantité de microscopiques vaisseaux qui tous se mettent à perdre du sang pendant trois à quatre jours, jusqu'à ce qu'un revêtement nouveau se soit constitué.

Pendant ce temps l'ovule a disparu, inaperçu, dans le le torrent hémorragique.

Ce sont là les *règles* ou *menstrues* qui, tous les 25 à 28 jours, rendront morose et dolente la femme jeune.

Vers 45 à 50 ans en moyenne, ces phénomènes de menstruation s'arrêtent. La *ménopause* est venue ; la femme n'émet plus d'ovules. Ses ovaires alors peu à peu se rétractent.

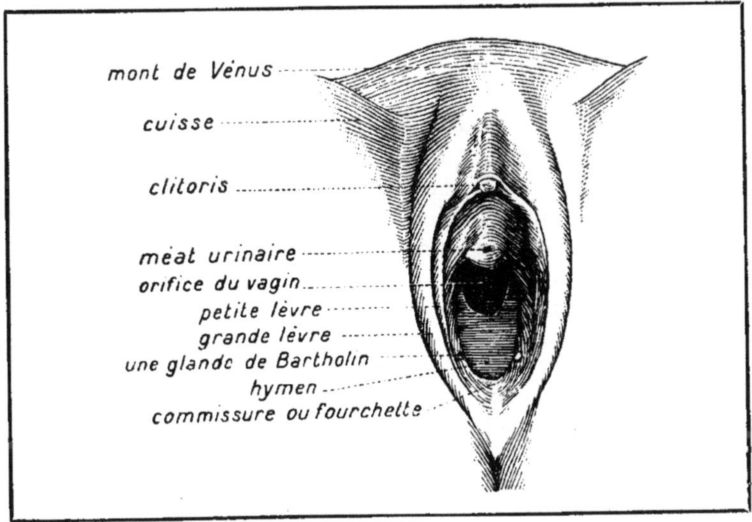

FIG. 32. — **Chez la femme.** — Schéma de l'ensemble de la vulve.

— Mais on me demandera peut-être comment l'ovule qu'à l'instant nous avons vu expulsé de l'ovaire et de son follicule, a bien pu être entraîné dans les canaux qui gagnent l'extérieur du corps, puisque — je l'ai annoncé — les ovaires n'ont de communication directe avec aucun autre organe ?

La réponse à cette question très juste va se dégager toute seule de la suite de notre étude.

■ ■ ■

Le vagin

La canalisation urinaire et la canalisation génitale chez la femme, sans jamais se confondre, ont cependant leurs aboutissements extérieurs dans un boîtier commun, de forme oblongue, nommé la *vulve* (fig 32). Deux *grandes lèvres* à bords épais en constituent le fermoir.

Dans ce boîtier deux pétales minces et longs, sensiblement parallèles, qu'on nomme *petites lèvres* ou *nymphes,* réalisent un écrin dont le sommet se perd en une façon de bouton allongé, le *clitoris* ; dont la terminaison en bas est la jonction même de ces nymphes, la *commissure* ou *filet.* — Nous aurons bientôt la signification de tous ces termes.

En haut les grandes lèvres s'arrêtent à la région du bas du ventre qu'on nomme le *mont de Vénus* ; en bas elles se cintrent ensemble pour se terminer à 2 ou 3 centimètre de l'anus. Elles mesurent de 8 à 9 centimètres de longueur.

Entre les pétales se trouvent : au-dessous du clitoris, le méat urinaire ; au-dessous du méat, l'entrée du vagin ou *vestibule.* La commissure limite donc le bord inférieur de ce vestibule.

— Le vagin, ainsi que l'explique l'origine latine de ce mot, est la « gaine » où pénètre la verge érigée. A deux ou trois centimètres de son entrée, il est d'ordinaire barré, chez la femme vierge, par une membrane, l'*hymen,* qui ne le clot jamais que partiellement (afin que le flot mensuel puisse s'écouler même chez la vierge). D'ordinaire le premier rapport sexuel déchirera cette membrane en provoquant un saignement.

L'hymen peut avoir d'ailleurs des formes très diverses. Il peut même ne pas exister ; l'absence de l'hymen ne prouve en aucune façon l'absence de la virginité. Pas plus que sa présence ne l'assure, car il y a des hymens qui sont élastiques comme de mince caoutchouc.

Le vagin est un fourreau membraneux presque rectiligne, de 8 à 9 centimètres de profondeur et de 4 à 6 centimètres de diamètre. Il est plus étroit chez la femme jaune et plus large chez la femme noire. La blanche a le module moyen.

Tout de suite après le vestibule, on découvre dans le vagin, à droite et à gauche, une forte glande, dite de *Bartholin*, capable éventuellement d'un gros débit. Toutes deux y déversent éventuellement et abondamment, un liquide lubrifiant (fig. 32 et 34).

Quant à la paroi interne du vagin, elle est, au moins à l'entrée, tapissée de sillons si nombreux que le célèbre anatomiste du xvie siècle, Ambroise Paré, la comparait au palais d'un chien.

Le vagin possède en outre une particularité élastique double, en ce sens qu'il est capable de se distendre, peu à peu et lentement, dans des proportions énormes ; lors de l'accouchement par exemple, puisqu'il doit livrer passage à l'enfant. Et qu'inversement il peut, se resserrer sur le pénis par suite de faits érectifs.

Cette constriction passagère est réalisée tant par le gonflement de deux crètes longitudinales, logées sous la muqueuse des parois du fourreau, nommées *colonnes du vagin* (fig. 33), que par le jeu du bouton allongé que j'ai cité plus haut, le clitoris.

Le clitoris, qui a la même origine embryologique que le pénis masculin, qui possède comme lui gland, prépuce et racines d'implantation, semble être également un

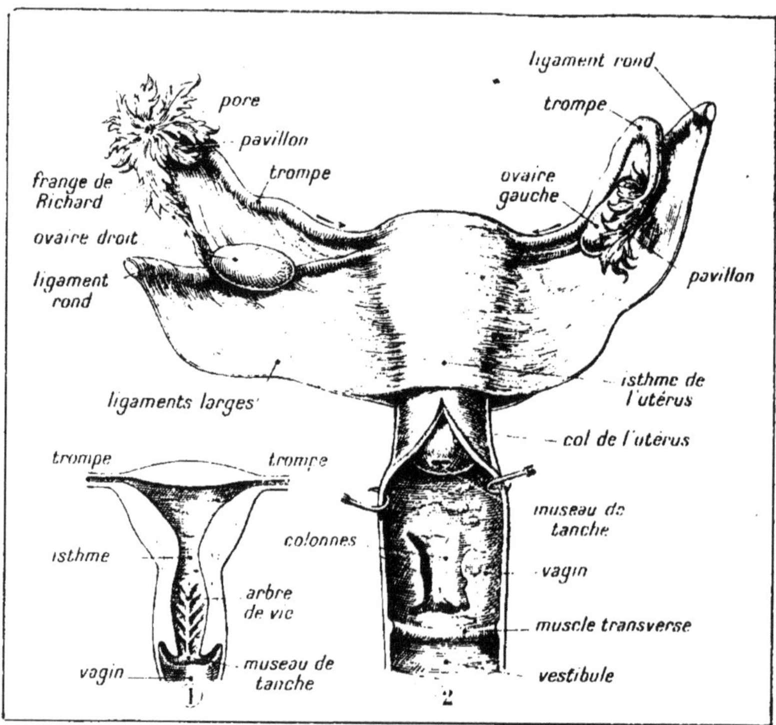

Fig. 33. — **Indication très schématique des principaux organes génitaux féminins.** — En 1, on voit un utérus coupé en deux verticalement. — En 2, un vagin fendu jusqu'à hauteur du col de l'utérus, les parois retenues par des crochets. L'utérus et les ovaires sont montrés avec les ligaments de toutes sortes qui les supportent. A gauche la trompe a été redressée pour qu'on voie la forme étrange du pavillon, avec le pore (orifice) par lequel passent successivement les ovules, au fur et à mesure de leur maturation, pour gagner l'utérus et — s'ils ne sont pas fécondés — l'extérieur du corps.

déclencheur ; les physiologistes ne sont pas bien d'accord sur ses fonctions. Dans tous les cas la turgescence le fait se courber vers le bas, dans la direction du vestibule et détermine ainsi aux temps voulus le resserrement des muscles qui enveloppent le vagin.

Ce sont là des phénomènes purement réflexes, indépendants de la volonté du sujet chez lequel ils se passent. On peut ajouter que le muscle en forme d'anneau contractile qui entoure le vestibule est, lui, dans une certaine mesure, sous la dépendance de la volonté.

— Enfin voici, pour un esprit curieux et logique, quelques indications d'anatomie bien intéressantes.

Le vagin est directement lié, nous allons le voir, à l'organe majeur de la maternité qu'est la matrice. Or cet organe est situé entre le rectum et la vessie, dont les volumes varient constamment et qui le déplacent par conséquent sans cesse l'un vers l'autre (voir fig. 30) ; de plus le volume et le poids de cet organe peuvent changer dans d'énormes proportions.

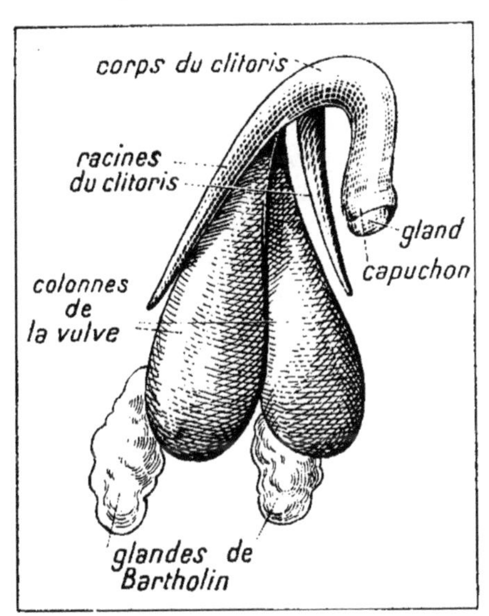

Fig. 34. — Schéma du clitoris et des organes qu'il commande (comparer fig. 28).

Le vagin ne peut donc pas être fixé invariablement par la musculature, si ce n'est à son origine même, à la vulve. Pour le reste, il est porté par des tissus de résistance très variable qui lui permettent de s'infléchir légèrement dans toutes les directions. Ainsi peut-il « jouer » dans la cavité abdominale, en dépendance immédiate avec la matrice, quelque peu elle-même suspendue à la cardan, nous allons le constater.

— Le fond du vagin est l'extrême limite du domaine direct du mâle, qui y projette ses gamètes.

Nous n'avons plus que faire du mâle maintenant ! Les organes dont nous allons nous occuper désormais sont uniquement du domaine de la conception, où il n'a plus le moindre rôle physique à jouer. Le plus souvent d'ailleurs son égoïsme lui interdit d'encourager par de douces prévenances la pénible évolution du fœtus qui pendant de longs mois va charger sa compagne !

Le rôle direct du mâle est au reste si peu nécessaire dans la reproduction même humaine qu'il est possible, dans certains cas de malformation par exemple, de pratiquer la *fécondation artificielle*, c'est-à-dire de prendre à l'aide d'une seringue les gamètes mâles du père et de les injecter dans les voies de la mère, dans l'utérus.

■ ■ ■

L'utérus

Le nom technique de la matrice est *utérus*. Nous l'adopterons parce qu'il a engendré un adjectif bien commode, *utérin*, alors que « matrice » n'en a enfanté aucun et qu'ainsi cette expression complique les explications.

L'utérus fait corps avec le vagin, mais il n'est pas du tout en prolongement rectiligne avec lui. Ils forment entre eux un angle très prononcé qu'indique bien la figure 30 et dont l'ouverture varie d'ailleurs fréquemment. Quand par exemple la vessie est vide, l'utérus, s'il est vide lui-même, est presque horizontal ; d'autres causes peuvent au contraire le rapprocher de la verticale.

D'une façon générale l'utérus a la forme d'une poire assez petite, de 6 à 7 centimètres de hauteur, creuse, munie de parois épaisses extrêmement musclées et extensibles, et dont le col serait un peu dévié par rapport à la masse générale du fruit.

La partie étroite de cette poire est tournée, dans la cavité abdominale, vers la région dorsale de la femme ; la plus bombée est légèrement surélevée et orientée vers la face interne du ventre.

Il va sans dire que la ressemblance de l'utérus et de la poire est en réalité assez lointaine. En effet, si le bas de l'utérus rappelle le col d'une poire et, pour cette raison peut-être, se nomme le *col de l'utérus*, par contre la partie où d'ordinaire une poire porte une queue, est, dans l'utérus, percée d'un orifice à deux lèvres grasses, qu'on appelle le *museau de tanche* à cause de sa similitude avec la bouche lippue de certains poissons. Par cet orifice la cavité utérine communique avec le vagin.

Cette fente du museau de tanche, qui ne mesure pas plus de 3 à 4 millimètres de hauteur chez la femme n'ayant jamais accouché, devra néanmoins s'ouvrir suffisamment pour qu'un enfant tout entier y passe un jour...

Pour se différencier encore davantage de la poire à laquelle de façon classique on le compare, l'utérus porte, vers le sommet de sa partie la plus renflée, deux orifices ; l'un à droite, l'autre à gauche, sur chacun desquels est monté un conduit souple et long, — une *trompe,* dont nous analyserons la constitution et le rôle.

Si l'on fait dans sa hauteur une coupe de l'utérus, on constate que le col est intérieurement tapissé d'une série de plis transversaux qui semblent constituer une colonne allongée suivant l'axe du col. On la nomme *arbre de vie*, pour une raison que les anatomistes d'autrefois ne nous ont pas donnée et qui était assurément naïve (fig. 33).

Quant au corps même de l'utérus, il est intérieurement garni d'une muqueuse qui peut atteindre jusqu'à près de 2 millimètres d'épaisseur, composée de petites cellules arrondies extrêmement serrées et de cellules à cils vibratiles, creusée aussi d'une multitude de canaux glandulaires, irriguée par une infinité de vaisseaux sanguins qui semblent amoureux de nourrir l'ovule qui se confiera à eux.

Tel est le berceau charnel où, en effet, l'élu va bientôt s'arrêter, grossir dans l'ovule, pour qu'ensemble ils se muent en un enfant.

— Avant d'aller plus loin, voyons vite, en bons mécaniciens, comment ce berceau est installé dans la cavité générale du ventre de la femme.

Il y est en quelque sorte suspendu par plusieurs paires de ligaments dont deux au moins sont essentielles : les *ligaments ronds,* qui ressemblent à des cordes en caoutchouc et s'insèrent chacun sur un côté de l'utérus pour le porter, et les *ligaments larges* (fig. 33) qui sont une sorte de bandeaux constitués par le péritoine, accolés à l'utérus et tendus à travers l'abdomen.

■ ■ ■

Les trompes

Mais comment l'ovule fécondé, l'œuf, va-t-il arriver à ce berceau ?

Simplifions au maximum l'anatomie de ces régions complexes, et disons succintement que les deux conduits qui surmontent à droite et à gauche l'utérus, les *trompes,* sont les voies par où il doit venir.

Elles sont montées précisément sur les ligaments larges, et font l'une et l'autre un coude brusque, en forme d'épingle à cheveux (voir fig. 33) pour se retourner vers l'un des ovaires et lui présenter chacune son *pavillon*. Le pavillon est donc un cueille-fruit.

Le pavillon est, en temps ordinaire, éloigné de l'ovaire. Il colle à lui, au contraire, par turgescence, quand les règles sont proches.

Qu'un ovule alors se détache, il tombera dans le pavillon, puis dans la trompe. Passé de cil en cil par les innombrables cellules à balai dont sont faites les parois de la trompe, il entrera dans l'utérus.

Les pavillons sont faits d'une série de franges découpées, quelquefois fort larges et épaisses (comme l'est par exemple celle de *Richard*), qui, au moment de l'ovulation, se plaquent sur l'ovaire, enveloppent toute sa partie découverte, font barrière autour du follicule mûr pour que l'ovule qu'il va émettre ne manque pas l'entrée de la trompe.

S'il la manque, en effet, et qu'il soit fécondé, hélas, il tombe dans la cavité abdominale, et le germe peu à peu s'y développe à l'insu d'abord de la mère. C'est là une grossesse *ectopique* ou *extra-utérine* (c'est-à-dire hors de l'utérus). Le chirurgien ne peut alors sauver la femme qu'en pratiquant l'ouverture du ventre, l'opération césarienne, et en extirpant la pitoyable ébauche.

Mais l'ovule a été bien capté par la trompe. Il y chemine normalement, lorsque, pour une raison que nous n'avons guère à rechercher ici, peut-être à la suite d'une maladie infectieuse qui a partiellement privé la paroi de cellules à cils vibratiles, voici que l'ovule s'arrête ! S'il est fécondé, il se fixe dans le canal et commence à s'y développer. Or la trompe n'est pas un utérus ! Bientôt elle va rompre sous l'effort croissant de la dilatation ! C'est là une *grossesse tubaire*, qu'on ne peut vaincre encore que par le bistouri.

Ne soyons plus pessimistes ! Supposons, comme il est presque constant, que tout le mécanisme génital fonctionne avec précision. L'ovule est fécondé. Il renferme donc un spermatozoïde. Les deux cellules du père et de la mère ont fusionné. Il est un œuf !

L'œuf va entrer dans l'utérus... Mais déjà il a changé d'aspect ! Si nous l'examinons très sérieusement au microscope, nous nous apercevons que, sur une de ses faces, des filaments ont poussé, infiniment grêles et infiniment courts...

Pour quelles fins ?

CHAPITRE VI

APRÈS

La fécondation, la gestation, l'expulsion du produit de la conception chez l'homme et la femme obéissent aux mêmes règles que chez le végétal et chez l'animal. — Les temps et les modalités seuls diffèrent.

CHAPITRE VI

APRÈS

A. — FÉCONDATION

L'ovule est fécondé !

Par où donc est passée, pour atteindre ainsi le but, la grande armée de spermatozoïdes que nous avons laissée, il y a quelques pages (page 96), éparpillée au fond du vagin, dans le cul-de-sac, au bas du col utérin ?

Un spermatozoïde vigoureux, s'il nage dans un liquide qui lui convient, liquide alcalin comme celui que sécrètent généralement les organes féminins, surtout pendant le coït, parcourt 4 millimètres à la minute.

Notre vaillante armée, à peine projetée à pied-d'œuvre, a tout de suite franchi le museau de tanche, remonté l'arbre de vie, parcouru le plus rapidement possible le corps de l'utérus ; puis elle s'est divisée en deux pour aller visiter les deux trompes. Elle a campé, impatiente, pendant quelques heures sous les franges des deux pavillons.

Or, dans le même temps, un ovule venait de se dégager de son follicule et de sortir de l'ovaire. Tous les spermatozoïdes se sont précipités !

Mais l'ovule, je l'ai déjà dit, n'a tendu qu'à l'un d'entre eux une proéminence, un cône d'attraction.

Et l'élu y a vivement disparu.

Alors tous les autres, des centaines de mille, ayant encore quelque peu erré, sont morts. Les liquides que sécrètent constamment les trompes — et il en faut si peu pour entraîner au néant toute une armée d'infiniment petits ! — ont charrié jusqu'à la sortie leurs cadavres (1).

■ ■ ■

...L'œuf donc va entrer dans l'utérus. Tout en passant de balai en balai dans la trompe, il n'a pas attendu d'être arrivé à destination pour s'organiser.

Chemin faisant, il s'est fabriqué sur une large surface de petits filins (fig. 37). Ils vont lui servir à s'amarrer...

Il roule maintenant sur la muqueuse aimante de l'utérus, glisse de sillon en sillon. Tout à coup il s'arrête et s'agrippe par ses villosités. La surface des petits filins est la miniature du *placenta* de demain !

---

(1) On n'est pas d'accord sur le lieu précis où se fait la fécondation. La plupart des physiologistes cependant admettent qu'elle s'opère dans le pavillon. Ils appuient leur opinion sur ce fait, indiscutable paraît-il, que tout ovule entré dans une trompe ne peut pas y être fécondé, pour la raison qu'il se recouvre aussitôt d'une couche d'albumine impénétrable aux spermatozoïdes. Tout ovule non fécondé est donc perdu pour la reproduction dès qu'il a franchi le pavillon. D'autres physiologistes soutiennent que les spermatozoïdes remontent jusqu'à l'ovaire, qu'ils y fécondent sur place l'ovule mûr qui va quitter son follicule. (On sait que les follicules ne mûrissent pas tous à la fois, mais un par un, un chaque mois à peu près). La preuve de cette fécondation opérée dans l'ovaire même serait fournie par cet autre fait, souvent constaté : la femme, si elle rappelle exactement ses souvenirs, estime que la date du début de sa grossesse se place huit jours environ après la fin de ses dernières règles. L'ovule qui a accompagné cette hémorragie n'a donc pas été fécondé. C'est le suivant qui l'a été. Or, à cette date, il était encore dans l'ovaire. Ainsi la fécondation suivrait l'hémorragie. — Tout ceci est au conditionnel !

La muqueuse recouvre son œuf. Dès lors les impénétrables mystères de la segmentation et de la pullulation des cellules commencent, et se continuent jusqu'à
ce que l'enfant soit terminé.

Désormais tout l'organisme féminin est consacré au
petit être vivant, beaucoup plus petit encore à ce moment
que la tête de l'épingle la plus fine. Les ovaires, pendant
près d'une année, ne donneront plus de fruits ; les
tentatives de reproduction sont stériles. Toute fibre
féminine devient maternelle ; toute la chair de la mère
est maintenant réglée et préparée pour Lui.

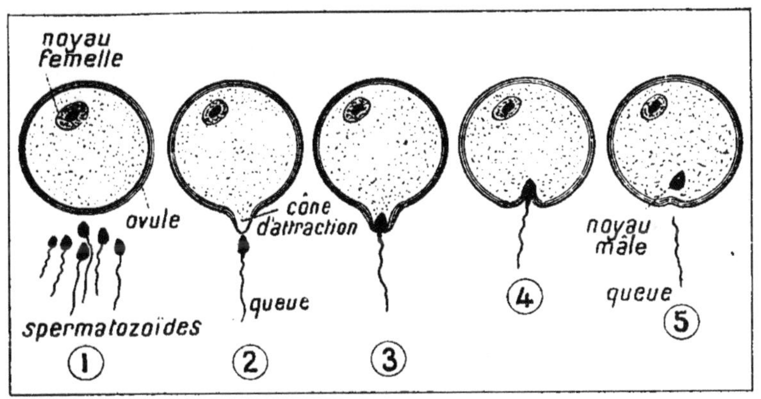

FIG. 35. — **La marche à la fécondation.** — Voici des spermatozoïdes en 1, lancés
à la conquête de l'ovule. Un d'entre eux, le plus vivace, le plus vigoureux peut-être,
devance les autres en 2, et arrive le premier au but, tout près de l'ovule. Aussitôt
l'ovule, en 3, lance à sa rencontre un prolongement en forme de cône plus ou moins
effilé. Ce « cône d'attraction » atteint le champion, l'englobe par la tête (noyau de la
cellule mâle). Puis il revient sur lui-même, en 4, en entraînant avec lui le spermatozoïde qui pénètre ainsi dans le cytoplasme de l'ovule. Mais il perd, en 5, sa queue devenue
inutile. Aussitôt également la membrane qui enveloppe l'ovule s'épaissit : aucun autre
des spermatozoïdes qui rôdent autour de l'ovule ne peut plus désormais le pénétrer.
L'ovule a absorbé son élu.

C'est faire une remarque curieuse, il me semble, que d'observer chez beaucoup
d'espèces de la série animale, des mœurs analogues : le mâle disparaît après avoir fécondé
la femelle. Quelquefois même la femelle (notamment la mante religieuse) dévore le mâle
après l'accouplement. Il est étrange d'avoir à noter que le spermatozoïde et l'ovule,
qui ne sont que deux cellules primitives, agissent exactement à la manière d'êtres
dits organisés. Une simple cellule est donc, à elle seule, un être complet, ainsi
que nous l'avons constaté à propos de l'infusoire (page 22).

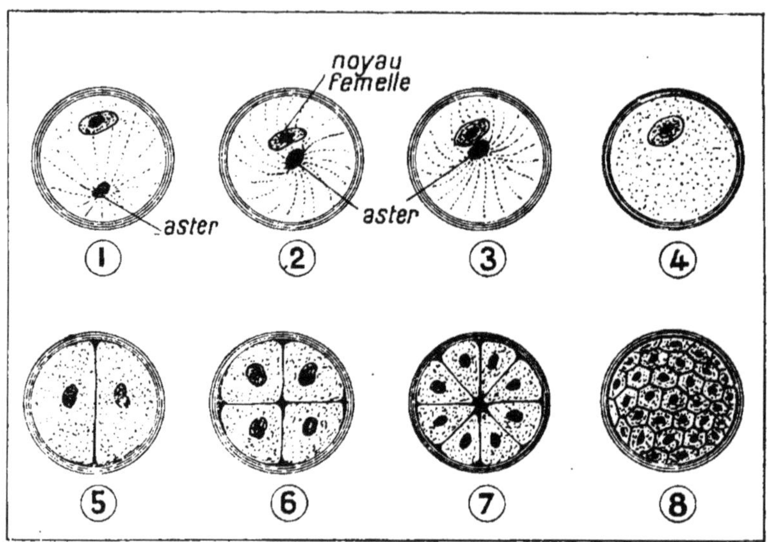

Fig. 36. — **Les suites de la fécondation.** — Dès que la tête du spermatozoïde élu s'est engagée dans l'ovule, elle s'entoure de rayons (dus à la condensation d'éléments cytoplasmiques). L'élu prend l'aspect d'un soleil (en 1), d'un astre entouré de ses rayons : c'est l'*aster*. Peu à peu l'aster se rapproche du noyau femelle (en 2 et 3). Il le touche, le pénètre à son tour, fusionne avec lui. Le mâle semble avoir disparu (en 4). Mais la *segmentation* de l'œuf, c'est-à-dire sa division rapide en cellules innombrables, commence à s'opérer aussitôt, sans que l'ovule change de dimensions. Le voici (en 5) en deux cellules égales ; puis (en 6) en quatre plus petites ; en huit encore plus petites (en 7). Enfin le nombre des cellules devient si considérable (en 8) **qu'il est une *morula* (voir page 75).** A partir de ce moment, l'œuf, qui s'infiltre peu à peu de liquides venus des tissus de l'utérus, grossit et se distend ; il devient une énorme vésicule. (Voir fig. 38).

Même la poitrine de la femme éprouve déjà les appels sourds et lointains de la petite bouche qui commence, si vague, à se dessiner (fig. 39).

■ ■ ■

B. — LA GESTATION

La muqueuse utérine a donc enveloppé complètement l'œuf fécondé, l'embryon, le *fœtus* — de quelque nom qu'on désigne cette infiniment petite chose qui désormais n'a plus qu'à évoluer pour devenir un être humain complet.

Aussitôt s'établissent entre l'œuf et l'utérus des relations d'interpénétration. A la surface d'un des côtés de l'œuf les petits filaments grossissent, se transforment en des digitations ou villosités qui, peu à peu, s'enfoncent et se ramifient, comme le feraient des racines, dans la paroi de l'utérus. Leur ensemble s'appelle le *placenta fœtal*.

L'utérus répond tout de suite en constituant de son côté un *placenta maternel* (fig. 38).

Il est à remarquer que ce ne sont pas là deux membranes en contact, mais plutôt deux tissus qui s'interpénètrent, et dont les vaisseaux qui les constituent ne communiquent pas directement. Les liquides des deux placentas s'échangent par une sorte de porosité des tissus ; c'est un phénomène physique bien connu, l'*osmose*, qui fait passer du sang maternel au sang fœtal les matières de croissance et qui retourne au sang de la mère, pour qu'il les élimine, les substances de déchet qui proviennent de la vie fonctionnelle du fœtus.

L'œuf, dès l'instant où il s'est arrêté dans l'utérus, a commencé à se diviser d'abord en deux cellules égales ; puis en quatre ; puis en un nombre considérable de petites cellules (fig. 36). Le phénomène s'accentue rapidement, les cellules se multiplient, les matériaux ne cessent d'arriver qui, dans quelques mois, auront constitué l'enfant.

Pendant ce temps, des membranes se sont créées autour de l'embryon, l'*amnios*, l'*allantoïde*, le *chorion*. il est bientot enveloppé dans une poche close pleine d'un liquide (les eaux), dans lequel il flotte, réuni à son propre placenta, donc au placenta maternel, par un pédicule formé de gros vaisseaux qu'on nomme le *cordon ombilical*.

C'est ainsi qu'au centre des membranes dont il s'est enveloppé lorsqu'il n'était encore qu'un œuf, dans le liquide qui le protège des chocs, peu à peu le fœtus, nourri par les tissus maternels, acquiert le développement qui marque le moment où il va « entrer dans le monde ».

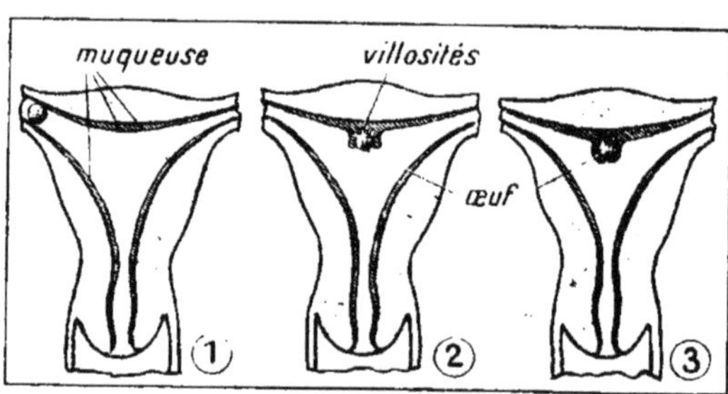

Fig. 37. — **L'ovule fécondé, devenu œuf, se fixe dans l'utérus.** — L'œuf continue son parcours intra-tubaire en 1 pour arriver dans l'utérus, où il se fixe en 2. Il a grossi ; son enveloppe s'est modifiée, en certains points de sa surface ; il s'est recouvert d'une véritable touffe de petites arborescences, comme de petits cheveux souples qu'on nomme des *villosités*. Elles s'insinuent dans les anfractuosités de la muqueuse utérine et se fixent. A cet endroit précis va se constituer le placenta. L'embryon en 3 est donc complètement enveloppé par la muqueuse maternelle, par une paroi faite en réalité d'une portion de la muqueuse et à laquelle on donne le nom, d'ailleurs extravagant, de *caduque réfléchie* (voir fig. 38) C'est le commencement de la grossesse, qui dure généralement neuf mois, soit 280 jours.

C'est le moment de la *parturition* ou, plus vulgairement, de l'*accouchement*.

■ ■ ■

C. — L'ACCOUCHEMENT

L'enfant est enfermé dans l'utérus considérablement distendu (fig. 40). Car la muqueuse de l'utérus, fine, délicate, merveilleusement nourricière, est doublée d'une épaisse couche musculaire dont la contractilité est énorme.

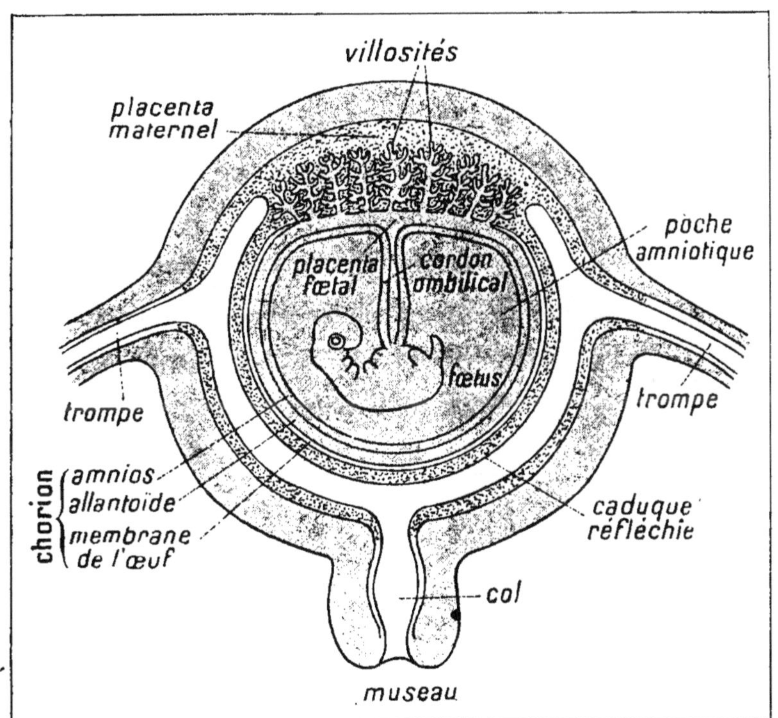

Fig. 38. — **La grossesse.** — Coupe schématique d'un utérus humain « gravide ». L'œuf, fixé sur le fond de l'utérus, ainsi que l'a montré la figure 37 s'est énormément développé. Il est complètement enveloppé par la paroi, dite *caduque*, qui, en dépendance immédiate des villosités reliant le placenta fœtal au placenta maternel, le nourrit par endosmose au moyen du cordon ombilical. L'embryon est enfermé dans une enveloppe épaisse qu'on nomme le chorion, constituée elle-même par trois membranes dont celle qui est interne se nomme l'amnios. L'embryon flotte ainsi dans la *poche amniotique* pleine de liquide.

L'épaisseur des membranes qui protègent l'embryon a été ici très exagérée à dessein.

Lorsque le terme de l'accouchement est **arrivé**, l'utérus se contracte lentement, à plusieurs reprises, par des efforts venant du fond de la **cavité**. **Peu à peu**, l'enfant s'engage dans le col de l'utérus, traverse le vagin, et, la tête en avant, sort.

Tel est du moins le schéma de l'opération.

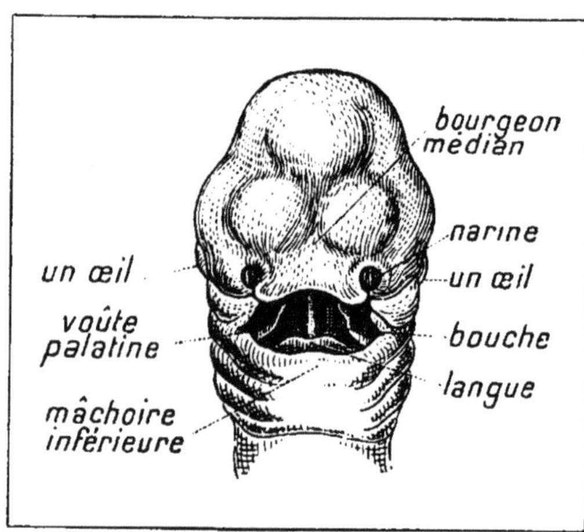

FIG. 39. — **Face d'un embryon humain de 35 jours.** (grossi 100 fois). —Tout le petit être ainsi se transforme de jour en jour dans les tissus maternels. Toute cellule y prend sa place exacte, tout organe évolue peu à peu vers sa forme précise et normale — si le gamète mâle et le gamète femelle qui constituent ce petit être sont sains, non tarés par l'hérédité (voir page 26).

Mais les indications sommaires que je viens de donner sur les enveloppes du fœtus et les rapports qu'elles ont contractés avec la muqueuse utérine nous font soupçonner que cette sortie de l'enfant ne va pas aussi simplement et qu'elle doit être accompagnée de bien des phénomènes !

D'abord, en effet, avant que l'enfant n'apparaisse, il faut que soient crevées les membranes qui le protègent. Distendues par les efforts d'explusion, elles se déchirent d'elles-mêmes généralement, et les liquides qui baignaient le petit s'écoulent.

Alors seulement est expulsé l'enfant. Hors de la mère, il demeure encore attaché à elle par le cordon ombilical, qui sera ultérieurement sectionné au ras du ventre (la trace résiduelle de cette opération est le *nombril*).

Enfin, pour terminer la délivrance, il faut que le placenta, qui relie encore l'enfant à sa mère, soit expulsé à son tour. Les contractions utérines qui se continuent, chassent, par le même mécanisme que l'enfant, les deux placenta fusionnés, les enveloppes (vulgairement le *délivre*) qui étaient propres au fœtus, et même la muqueuse utérine. Elle se détache d'elle-même pour faire place à une autre toute fraîche.

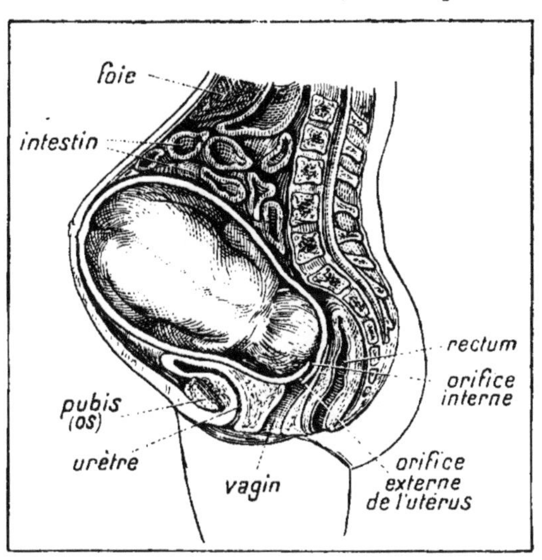

FIG. 40. — **Grossesse avancée.** — En attitude verticale, la femme rejette un peu en arrière le sommet de son corps pour contrebalancer le poids de l'enfant.

■ ■ ■

D. — L'ALLAITEMENT

A peine la vie utérine prend-elle fin, qu'entrent en activité chez la mère ses glandes mammaires, ses seins.

Ce sont des glandes en grappes extrêmement développées, dont les canaux s'unissent de façon à s'ouvrir sur une région très petite de la peau qu'on nomme le *champ mammaire.* Au milieu de ce champ se trouve une papille de grosse taille, le *mamelon.*

Ainsi est constituée une « mamelle ».

Dans les premières heures qui suivent l'accouchement, les seins secrètent un liquide qu'on nomme du *colostrum*, visqueux, jaunâtre, très chargé en albumine,

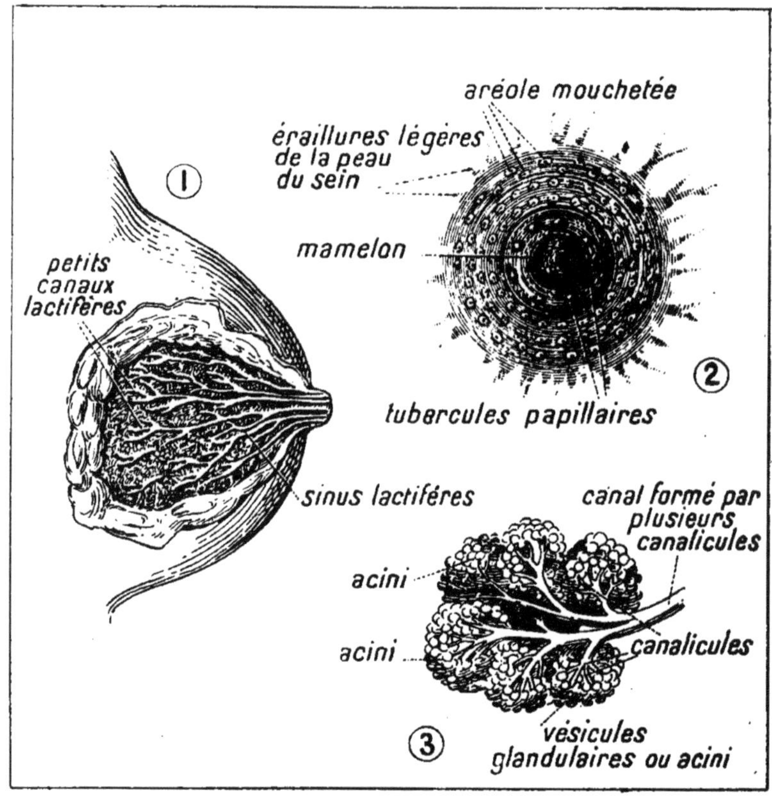

Fig. 41. — **Modifications des seins de la femme pendant la grossesse, pour la production du lait qui doit nourrir le nouveau-né.** — 1. Coupe dans une glande mammaire (*vulgo* sein). On voit les canaux lactifères, alimentés par une multitude de vésicules ou acini en forme de grappes de raisin (en 3) aboutissant tous au mamelon. En 2 on voit les modifications que subissent pendant la grossesse l'aréole mouchetée et le mamelon qu'elle entoure, avec les tubercules papillaires. Dans l'aréole se trouvent de nombreuses fibres musculaires capables de se contracter. C'est encore là un tissu érectile. — Dans le mamelon il n'y a aucune glande sudoripare (qui émette de la sueur) mais des glandes sébacées nombreuses. Le sebum (matière grasse) qu'elles émettent isole le sein de la salive de l'enfant.

auquel certains physiologistes attribuent un pouvoir purgatif sur le nouveau-né.

La sécrétion normale des glandes mammaires est le *lait.* **Ce** liquide contient surtout, en solution ou en suspension dans de l'eau : un sucre, le sucre de lait ou *lactose* ; de la *graisse,* à l'état de petites gouttes (dans le lait d'un animal on peut artificiellement rassembler ces globules pour en faire du beurre) ; et puis une matière albuminoïde, la *caséine* (dont la prise en masse constitue le lait caillé, base des fromages) ; enfin quantité de matières minérales qui sont indispensables au développement du petit, pour la formation de ses os, par exemple.

La quantité de lait sécrété par une accouchée est fort variable. Elle est généralement de 50 grammes le premier jour ; elle croit rapidement jusqu'à 5 et 600 et se stabilise longtemps aux environs de ce chiffre.

■ ■ ■

L'instinct maternel

De cette étude très rapide et très sommaire de la reproduction chez les êtres vivants doit se dégager la notion d'abord de la gradation, du perfectionnement des phénomènes de la génération en raison direct du perfectionnement même des êtres.

Au bas de l'échelle des animaux paraît un instinct sexuel qui s'exprime seulement par la recherche des êtres de même espèce et de sexe différent, lors de la maturité sexuelle. Les danses nuptiales des vers (page 50) en sont un exemple.

Mais cet instinct, utile à l'espèce, inconscient, immuable, ne déborde pas la vie de l'individu. Les êtres qui le manifestent ignorent leur progéniture ; le plus souvent, ils ne la verront même pas, puisque d'ordinaire ils meurent après l'acte sexuel.

Plus haut encore, les mêmes instincts se manifestent lors du rapprochement des êtres dans l'accouplement.

Mais voici que peu à peu, comme une dépendance de l'instinct sexuel, naît l'instinct maternel ! Les oiseaux couvent. Les insectes réunissent, là où ils vont pondre leurs œufs, les matières qui seront nécessaires à la nourriture et au développement des jeunes ! Les mammifères ont tous non seulement l'instinct sexuel, qui est le promoteur de la reproduction, mais encore l'instinct maternel qui en assure l'efficacité.

Nul animal ne semble posséder, autant que l'animal humain, l'instinct maternel. Puisque chez les humains les pères et mères normaux chérissent leur petit durant leur vie entière.

CHAPITRE VII

MISÈRES GÉNITALES

Les organes génitaux ont leurs misères. Le plus souvent, c'est l'ignorance et la sottise humaines qui les leur apportent. Mais la science parfois guérit ou atténue le mal.

CHAPITRE VII

MISÈRES GÉNITALES

La vie terrestre ne va pas sans tristesses, sans larmes, sans misères même abominables. La Nature, fantaisiste sans pitié, les inflige parfois à l'homme dès qu'il naît. L'homme, d'ordinaire, les aggrave par la folie orgueilleuse qui le caractérise. Tout cela est banalité.

Bref les gestes de reproduction, vrais ou mensongers, que fait l'humanité si copieusement et si étourdiment, lui valent souvent des remords et des déchéances dont aucun adulte ne doit ignorer la théorie, afin du moins qu'il puisse écarter de sa vie les plus graves.

J'ai donc le devoir de faire ici l'esquisse des principales misères génitales. J'ose prier mes lecteurs de vouloir en ces matières me lire avec plus d'attention que jamais.

■ ■ ■

A. — L'AVORTEMENT

Lorsque le produit de la conception, par une cause quelconque est expulsé des organes maternels avant son développement complet, il y a *avortement*.

— Pour la masse du public, ce mot a un aspect quasi criminel. Le vulgaire ne l'applique qu'aux expulsions volontaires, clandestines, à celles que surtout le Procureur de la République n'est pas invité à connaître !

Aux expulsions pathologiques, c'est-à-dire résultant de maladies ou de malformations ; aux expulsions traumatiques, c'est-à-dire résultant de chocs ou blessures, involontaires même, il donne le nom hypocrite de *fausse couche*, d'*accident*.

C'est là d'ailleurs jargon mondain, dont nous acceptons naturellement les conventions.

— Pour le juriste, il y a avortement lorsque le produit de la conception est expulsé pendant les six premiers mois de la grossesse ; car, jusqu'au début du septième mois, le produit expulsé ne peut survivre.

A partir du septième mois, l'enfant peut presque toujours être sauvé s'il est sain et secouru à temps par le couvage et le gavage. La loi dit qu'alors il y a *accouchement prématuré*.

— Pour les faits, l'expulsion prématurée du produit de la conception peut être involontaire ou volontaire.

Involontaire, elle résulte de l'état physique soit de la mère, soit du père.

a. — La *cause maternelle* est la plus fréquente, puisque la mère a charge non seulement de conception, mais aussi de gestation pendant neuf mois.

On la trouve dans une maladie aiguë : typhoïde, scarlatine, rougeole, diphtérie ; ou dans une maladie chronique telle que la syphilis, la tuberculose, l'alcoolisme, l'albuminurie ; ou encore dans une intoxication grave, notamment par l'oxyde de carbone, l'alcool, les sels de plomb ; dans une excessive obésité ; ou même dans un traumatisme tel qu'une chute, un coup violent sur le ventre.

La cause maternelle peut consister aussi en une lésion de l'appareil génital, déviation de l'utérus, inflammation des trompes ou des ovaires, fibrome, cancer, etc. Ce peut être également une maladie spéciale à la muqueuse utérine, qui ne permet pas à l'œuf de prendre des adhérences solides et profondes : dès lors il végéte, s'étiole, périt.

b. – La *cause paternelle* de la perte prématurée du fruit est nécessairement moins fréquente, puisque le seul rôle, extrêmement court, que le père ait à jouer au mieux dans le grand acte de la reproduction, est, nous l'avons vu, l'apport d'un gamète.

Les maladies et les intoxications que je viens d'énumérer atteignent aussi profondément le spermatozoïde que l'ovule.

On peut ajouter que la sénilité, même et peut-être surtout quand elle est précoce (il y a des séniles de 40 ans), débilite singulièrement les produits testiculaires. Il est bien certain, sans qu'on ait d'ailleurs à recourir à une preuve au surplus impossible, que les spermatozoïdes d'un homme de 90 ans, parfois réalités remuantes, ne peuvent être que des prétendants virtuels, même si une prouesse inconcevable les portait à pied d'œuvre.

— Pour la loi, les causes volontaires de l'avortement ou de l'accouchement prématuré peuvent être légales ou illégales.

Il arrive que le médecin, en conscience, dans un but thérapeutique (recherche de la santé), juge que l'avortement est indispensable. Il le provoquera donc, mais après s'être assuré par écrit de l'acquiescement de sa cliente et de l'approbation de deux de ses confrères. La question morale est ici tout aussi délicate que la question physique. C'est en somme un avortement que protègent à la fois la Faculté et la Loi.

Il arrive plus souvent que, pour motifs qui lui sont personnels, la femme enceinte désire l'avortement et cherche à le réaliser, par ses propres moyens ou par complicité. Quelle que soit l'hypothèse, l'article 317 du Code pénal qualifie cet acte de crime, et le Parquet a le droit de poursuivre la ou les coupables.

— Pour la science pratique, l'avortement ou l'accouchement prématuré est toujours une opération que la Mort, debout dans un coin de la chambre, surveille en ricanant. Si elle ne marque pas à tous coups le point final, elle laisse presque toujours à l'imprudente des séquelles (c'est-à-dire des suites) qui, sous forme de métrites (inflammation périodique ou permanente de l'utérus) ou de suppurations interminables, font l'empoisonnement du reste de sa vie. Seul l'avortement légal, donc médical, ne présente pas ces terribles risques parce qu'il est toujours pratiqué dans les conditions de santé les meilleures et dans une antisepsie chirurgicale.

■ ■ ■

Il suffit d'avoir compris mes explications précédentes pour apercevoir tout de suite les deux périls de l'avortement, périls, je le répète, que le médecin seul peut éviter parce qu'il les surveille comme bêtes féroces et qu'il est outillé pour les abattre.

Le premier est l'hémorrhagie. Il n'est pas nécessaire qu'un instrument ait blessé la muqueuse de l'utérus en essayant d'atteindre l'œuf ou l'embryon. Il suffit fort bien que le placenta, même à peine formé, si délicat, soit arraché, pour que toutes les artères petites et grosses qui le constituent, se mettent à donner du sang. Quelles mains, si ce n'est d'un bon professionnel, pourront tarir ces dizaines de petites sources?

Or si la femme ainsi blessée ne reçoit pas de soins rapides, elle peut bientôt perdre assez de sang par cette plaie béante pour se trouver en état de moindre résistance contre l'invasion qui se prépare.

Quelle invasion? Celle-ci.

Aucune cavité ouverte sur l'extérieur, la bouche la plus propre ou le vagin coutumier de l'hygiène même la plus méticuleuse, n'est jamais, et ne sera jamais, *aseptique*, c'est-à-dire débarrassée totalement des bactéries qui la tapissent — en raison de la complexité des replis des muqueuses et du nombre énorme des orifices des glandes qui se déversent dans ces cavités. Il n'y a donc, en cette assertion de la science, rien qui tende à mettre en infériorité nos chères compagnes. Mais le vrai est à dire, en cet ouvrage plus qu'en tout autre peut-être.

Comme l'orifice inférieur de l'utérus de la blessée reste ouvert (1), puisqu'il donne passage au sang qui s'écoule, les microbes peuvent pénétrer comme par une brèche jusqu'à la muqueuse écorchée çà et là par la manœuvre; jusqu'à la pauvre petite plaie surtout, qui, dans quelques heures, en logera un ou deux milliards.

Or la malade est déjà affaiblie, avec un moral déficient; c'est-à-dire avec une arme défensive bien mauvaise. D'autre part l'embryon mort, resté partielle-

---

1. La matrice, la vessie, etc., lorqu'elles ne renferment ni fœtus, ni urine, etc., ne demeurent en effet pas distendues. Leurs parois se touchent, l'organe est en quelque sorte fermé comme un portefeuille.

ment attaché à la muqueuse, se putréfie rapidement dans cette loge humide et chaude. Des vibrions septiques (les microbes de la putréfaction) se joignent ainsi aux premiers, passent dans le sang de la femme. Ils la tuent en deux jours.

On voit donc qu'une femme enceinte peut être mise à mort très rapidement par la simple injection d'eau tiède d'une matrone, si l'expulsion de l'embryon se fait avec un arrachement de la muqueuse même sur une très petite surface. Il n'est pas nécessaire, pour que le meurtre s'accomplisse, d'une aiguille à tricoter sale.

Mais l'instrument de l'opération clandestine est-il de bois ou de métal ? Alors l'événement peut se précipiter et s'accomplir en une journée, parce que les parois de l'utérus, distendues par la grossesse, sont extrêmement minces, se transpercent littéralement comme une enveloppe de laine, et que le péritoine est derrière ! Une péritonite galopante emporte la téméraire !

■ ■ ■

— Certes bien des femmes ont eu recours à l'avortement illégal et n'ont pas trépassé. Elles n'ont pas davantage été conviées chez le juge d'instruction...

Se faire avorter, c'est quand même jouer sa vie à pile ou face.

■ ■ ■

B. — LA DÉCHÉANCE VOLONTAIRE

Une aberration nouvelle pousse certaines femmes à déserter leur sexe.

Elles ne veulent plus de leurs ovaires parce qu'ils leur font courir le risque de l'enfant. Elles chargent un chirurgien marron de les leur enlever et de les brûler dans un four à déchets.

Ainsi sont-elles châtrées comme des poulardes qu'on va mettre à l'engraissement.

L'ovariotomie complète (c'est-à-dire l'enlèvement des deux ovaires) crée naturellement chez la femme jeune une ménopause prématurée (page 105). Mais l'arrêt des fonctions génitales, qui cause parfois bien des troubles dans les organes féminins lorsqu'il est naturel, y occasionne assez fréquemment des désordres encore plus sérieux lorsqu'il est artificiel. C'est qu'en effet, dans ce dernier cas, un barrage infranchissable se dresse tout à coup devant des fluides, des humeurs, des influx nerveux en plein élan — et tout se met à déborder sur les côtés du barrage ! On assiste alors au spectacle prévu de la Nature qui se venge !

En général, peut-être par raffinement, elle ne riposte que par un ensemble de petites misères, mais très gênantes et très constantes, et installées jusqu'à la mort. Tantôt ce sont des troubles de la nutrition générale ; de l'engraissement invincible, des éruptions et de l'eczéma tenace. Tantôt de l'irritabilité, de la tristesse, un affaissement moral, de la neurasthénie. Tantôt l'estomac et les intestins, les artères et les veines semblent protester contre l'absence des sécrétions secondaires, des *hormones* (v. page 60), que leur déversaient jadis les ovaires : des hémorroïdes et des varices surgissent, des congestions subites se manifestent avec des « bouffées de chaleur » plus insupportables parfois que tous les autres maux.

Il est assez rare, contrairement à l'opinion courante, que l'ablation des ovaires détermine une masculinisation de la femme mutilée : abaissement du timbre de la voix, développement anormal du système pileux, diminution du volume des seins, évolution vers un être qui tient des deux sexes sans appartenir à aucun.

Mais on peut retourner cette affreuse carte !

■ ■ ■

C. — LES MALADIES VÉNÉRIENNES

Les organes humains de reproduction peuvent évidemment être frappés par la maladie comme le sont parfois les organes de locomotion, de digestion, de circulation du sang, etc. (eczéma, cancer, etc.)

Mais ils sont en outre menacés par deux affections particulières, l'une et l'autre extrêmement graves si on ne les décèle pas rapidement, dès qu'elles ont commencé leur invasion, et si on ne se hâte de leur couper la route habilement.

On les nomme *vénériennes* (du mot *Venus*, *Veneris*, déesse de l'amour), désignation d'ailleurs inexacte car l'une d'elles tout au moins peut, exceptionnellement il est vrai, ne pas provenir du jeu des organes génitaux.

Ces deux maladies sont la *blennhorragie* et la *syphilis*.

■ ■ ■

A notre époque aucune personne sérieuse, à quelque catégorie sociale qu'elle appartienne, ne peut ignorer leurs modes de propagation et leurs effrayants ravages. La santé publique et la qualité de la descendance nationale, chez nous comme chez tous les peuples du monde, sont sous la dépendance de ces fléaux, il faut bien le reconnaître.

Loin de les traiter de maladies *secrètes* ainsi qu'on l'a fait pendant des siècles, parlons d'elles bien haut et sans hésitation ! C'est en signalant aux innocents l'affreux piège de la Nature que nous les empêcherons d'y tomber. C'est en criant le danger en tous pays que les intellectuels feront peut-être surgir une coalition internationale qui exterminera ces pestes.

Aux niais et aux hypocrites nous laisserons aussi la banalité de dénommer *honteuses* de pareilles affections qui, loin de se manifester toujours et seulement chez les débauchés, de leur faire ainsi payer cher leurs dérèglements, peuvent éclater chez un tout jeune étourdi, ou chez une petite amante confiante. Il n'y a d'ailleurs pas de misère humaine qui doive susciter, dans un cerveau noble, un autre sentiment que la bienfaisante pitié.

— Je ne donnerai ici qu'une esquisse rapide de ces deux maladies, fort dangereuses, on va le voir, mais caractérisées par ce fait consolant qu'on peut généralement les éviter, ou en guérir totalement, aujourd'hui.

■ ■ ■

La blennhorragie

La blennhorragie (1) n'atteint pas la totalité du corps humain. Sauf exceptions très rares, elle est localisée aux organes génitaux (2). Elle est causée par une bactérie qu'on nomme un *gonocoque* ; on l'aperçoit au microscope sous la forme assez singulière de. deux boules collées l'une à l'autre.

La maladie est caractérisée par le fait que, deux ou trois jours après un coït suspect, l'urètre laisse échapper à l'extérieur un suintement anormal et incolore qui, les jours suivants, se transforme en un écoulement de pus de couleur jaune, puis verdâtre, et d'odeur nauséabonde.

---

(1) Des mots grecs βλέννα, *mucus* et ῥαγή, *éruption*. — On l'appelle aussi *blennhorrhée*, de ῥέειν, *couler*. — Le vulgaire la nomme *chaudepisse*.

(2) Si l'infection, au lieu de s'en tenir aux glandes et aux muqueuses, gagne la circulation sanguine, il peut se produire en un point quelconque du corps des abcès. Il y a même un *rhumatisme blennhorragique*.

La blennhorragie est une maladie que, généralement et très stupidement, on « prend à la blague ». En réalité elle peut n'être qu'une affection légère, malpropre et temporaire. Mais elle peut fort bien déterminer des complications très graves.

Il suffit de se reporter aux gravures 20 et 33 que j'ai données des organes génitaux de l'homme et de la femme, pour comprendre avec quelle facilité, si on ne l'arrête dès ses premiers bonds, l'ennemi peut gagner les innombrables replis, ganglions, canaux et cavités des organes et s'y tapir indéfiniment à l'abri de toutes les attaques de la médecine.

J'ajouterai que le gonocoque est doué de la faculté bien redoutable de s'enkyster dans une muqueuse, c'est-à-dire de s'y faire un logement clos où il peut s'endormir pendant plusieurs années, jusqu'au jour où, réveillé soudain par une irritation ou une congestion de la région où il s'est blotti, il est projeté par les tissus hors de sa cachette. Alors il se reproduit à nouveau, avec la prodigieuse rapidité de pullulation que possèdent les microbes en bon terrain et répand, à nouveau dans tous les canaux qu'il gagne ou reconquiert, l'infection.

— La contamination dans la blennhorragie se fait toujours par contact. Le siège d'attaque pour le gonocoque, ou son but premier, est le méat urinaire. Si l'homme est malade de blennhorragie, il contamine la vulve en l'approchant, ou le vagin en y pénétrant ; de là le gonocoque atteint facilement le méat de la femme.

Inversement, si la femme est malade, la vulve et le vagin aux replis innombrables sont remplis d'assaillants en attente ; le méat de l'homme est tout de suite occupé.

Aucun soin préventif, en l'un ou l'autre cas, ne peut supprimer le danger, car l'ennemi est infiniment petit, infiniment nombreux, et la prévention, même la plus minutieuse, est infiniment insuffisante et grossière.

— Installé dans l'extrémité de l'urètre, le gonocoque y demeure quelques heures. Si on pouvait l'atteindre à ce moment-là par quelque solution de sel d'argent inoffensif pour la muqueuse, on le brûlerait comme par le feu. Mais généralement on ne connaît sa présence que deux ou trois journées après sa pénétration, lorsqu'une assez grande longueur de l'urètre est déjà attaquée par des milliards de gonocoques, lorsqu'apparaissent à l'orifice du méat les premières gouttes de pus, c'est-à-dire l'ensemble des cadavres de cellules, de phagocytes, de microbes et de toutes leurs déjections, le répugnant composite des champs de bataille !

A partir de cet instant il se peut que la maladie commence à s'éteindre peu à peu, en une trentaine de jours, parce que les phagocytes décidément gagnent les combats qu'ils livrent aux gonocoques envahisseurs.

Il se peut au contraire que la maladie atteigne les parties profondes des organes génitaux, la déroute des phagocytes s'affirmant d'heure en heure.

— Si le gonocoque l'emporte, ses armées envahiront, chez l'homme, la prostate (prostatite), parfois la vessie (cystite) ; passeront aux vésicules séminales (vésiculite) ; puis, au travers des longs canaux déférents jusqu'aux testicules (orchite), avec un accompagnement de fièvre, de douleurs si atroces que le malade souvent demande à la mort la fin de sa torture.

S'il n'est pas soigné, ou s'il l'est mal, le pauvre blennhorragique se tire très fréquemment d'affaire, mais en payant très cher son accident, par une cicatrisation déformante de son canal urinaire ou par un rétrécissement qui, toute sa vie, empêchera le libre passage de l'urine ou du sperme.

— Si, après son stage derrière le méat urinaire de la femme, le gonocoque l'emporte, deux voies d'invasion s'ouvrent à lui. D'une part il peut gagner, comme chez l'homme, les régions urinaires, jusqu'à pénétrer dans la vessie. D'autre part, s'engageant dans le vagin, il envahit l'utérus, remonte à travers les trompes jusqu'aux ovaires (voir fig. 33).

Là, quelle artillerie médicale pourrait le déloger? Il est maître absolu des métrites, des salpingites, des ovarites! Jusqu'au jour où, « tout est pourri », il faut procéder à une résection totale des organes de la femme, à une hystérectomie et à l'ablation des annexes! Le chirurgien vide la femme!

— Tels peuvent être les aboutissements d'une contamination que les « malins » estiment équivaloir une rage de dents ou un saignement de nez!

■ ■ ■

La syphilis

La syphilis présente plus d'horreurs encore (1). Elle a pour cause un microbe, en forme de petit ressort à boudin, qu'on nomme le *tréponème pâle* ou *spirochète*. Ce microbe est un des plus petits que l'on connaisse puisque, dans *un millimètre cube*, il en tiendrait plus d'*un milliard et demi!*.

Elle se différencie de la blennhorragie par deux caractéristiques capitales. D'une part la syphilis ne se gagne que par inoculation, c'est-à-dire qu'une érosion, une

---

(1) Cette expression est d'origine inconnue. Au moyen âge on appelait cette maladie le *gros mal*. Au xvie siècle, c'était en France, *le mal italien* ; et en Italie, le *mal français*. — Le vulgaire la nomme la *vérole*.

coupure, une écorchure est indispensable pour que le tréponème par là gagne la circulation sanguine. D'autre part la syphilis est une maladie générale, non spécialisée aux organes génitaux mais répandue dans toutes les cellules, quelles qu'elles soient, du corps qui en est atteint. Un syphilitique est aussi menacé dans ses os, dans son système nerveux et dans sa peau, que dans ses testicules ou, féminin, dans ses ovaires.

La syphilis n'est donc pas une affection spécialement génitale. Elle se gagne le plus souvent par les organes sexuels parce que les muqueuses ici en présence sont particulièrement fragiles, très souvent malmenées ou peu surveillées, que des érosions à peine perceptibles y sont fréquentes, et qu'ainsi le tréponème y trouve plus de portes d'entrée, même microscopiques, que partout ailleurs.

Mais on est atteint par la syphilis tout aussi bien à la muqueuse des lèvres qu'à celle des paupières, voire même à une écorchure qu'on porte à un doigt ou au front. Il suffit par ces points là, s'ils sont d'aventure ulcérés, d'entrer en contact avec une chair ou un objet porteur de tréponèmes.

La syphilis *a toujours un caractère sournois*. Il semble qu'elle symbolise l'hypocrisie. Elle ne se révèle que 25 à 40 jours après la contamination. Quand apparaît tout à coup le *chancre*, parfois petit comme un point, la petite plaie à bourrelet, l'accident primaire qui révèle l'invasion, toutes les places fortes ou faibles du malade sont occupées par l'ennemi ! Trop tard ! Et déjà il s'organise pour l'attaque générale.

Le malade en est d'autant plus surpris qu'il n'a rien senti du travail général de destruction qui s'est ainsi fait en lui ! Le chancre même ne lui cause aucune

douleur ! A la campagne, ou dans les petites villes arrié-
rées, on pense en souriant que ce « bobo » passera !.
Alors que vous devriez au contraire courir chercher du
secours, car une guerre fondamentale va éclater en vous,
qui ne tend à rien moins que démolir morceau par
morceau, fibre par fibre, cellule par cellule, tout votre
individu !

Le secours aujourd'hui est à vrai dire très efficace.
Mais il exige de la promptitude, de la patience et de
l'assiduité. Ah ! Prenez automobile ou aéroplane pour
l'obtenir tout de suite ! Votre bonheur, celui de votre
descendance, votre vie dépendent de la rapidité de votre
décision ! Secouru à temps, acceptez un traitement
méthodique et patient de trois années, et vous guérirez.

— Non secouru, le malade désormais est le jouet de
la syphilis cruelle, menteuse. Et elle l'assassinera.
Le chancre en effet disparaît, peu à peu, tout seul ;
puis six semaines de tranquillité et d'espérances se
déroulent. Mais subitement voici qu'au front apparaissent les boutons de la *couronne de Vénus.* En même
temps les ongles se racornissent, quelques dents tombent... Les accidents secondaires...
Et de nouveau toutes ces hideurs disparaissent. Des
mois et quelquefois des années s'écoulent, la santé
semble revenue ! Les affres du martyre ont décidément
disparu.

Mais cinq ou six ans plus tard, un os subitement est
atteint de *nécrose* (il est mort et tombe en poussière) !
Ou bien une *gomme* a poussé dans un des lobes du
cerveau : le *tabes,* la *paralysie générale!* La déchéance
est totale, la décomposition se fait déjà sur le vivant !
Le drame va bientôt finir sous terre.

— Je ne peux m'appesantir sur des spectacles aussi terrifiants. Que mes lecteurs à jamais soient protégés de l'atroce calamité !

Mais je tiens à leur bien signaler encore que la syphilis, beaucoup plus affreuse que la blennhorragie qui n'atteint que le malade lui-même, répand son infection jusqu'aux plus infimes cellules de cet individu, par conséquent aux spermatozoïdes et aux ovules, par conséquent à toute la descendance du syphilitique !

La terrible hérédité par les cellules, dont j'ai parlé au Chapitre premier, se manifeste de façon hideuse ! Père ou mère syphilitiques, non soignés, mettent au monde un enfant syphilitique ! Lui-même engendrera plus tard un syphilitique, un *hérédo* !

Une lignée de pauvres innocents végéteront dans les malformations du corps et de l'esprit, dans les souffrances interminables et, disons-le pitoyablement, dans la honte.

CONCLUSION

Voici donc avalé ce diable de petit livre !

Un lecteur ou une lectrice qui, aux premières pages, ne savait rien « de ces choses-là », qui l'a peut-être ouvert en rougissant, a-t-il ou a-t-elle perdu ou gagné à l'avoir parcouru jusqu'à la fin ?

Perdu, quoi ? Fait-on une perte à connaître des lois éternelles auxquelles nul de nous n'échappe ?

Gagné, quoi ? Un jeune esprit ne gagne-t-il pas considérablement à se dépouiller, non de sa fraîcheur, mais de sa niaiserie ? Ne gagne-t-il pas satisfaction et repos à « savoir » ? Ne gagne-t-il pas de la sécurité à connaître, bien nets, d'immenses dangers qui l'entourent ?

Par là, je crois que ce livre est pratiquement utile.

J'espère, en outre, par cet ouvrage d'honnête homme, avoir fait encore un autre bien : aux yeux des gens de caractère élevé (qui seuls m'importent), avoir exalté moralement la fonction de reproduction.

J'ai montré comment les cellules, en se passant de génération en génération le flambeau de la vie, nous font éternels. Ayez des enfants, et vous ne mourrez pas puisque vos enfants sont vous-mêmes.

J'ai aussi indiqué par quelques mots, que je voudrais aussi émus que la cause le mérite, combien la femme, l'esclave souvent martyrisée de la reproduction, doit être secourue et respectée, quelle qu'elle soit.

J'espère enfin avoir fait sentir aux esprits délicats qu'il y a en effet, comme je l'ai dit au début du livre, une noblesse des organes génitaux. Seule la voyoucratie en plaisante lourdement.

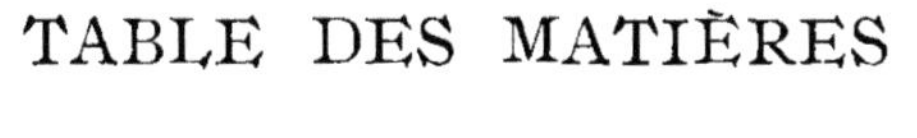
TABLE DES MATIÈRES

TABLE DES MATIÈRES

PARIS. — IMPRIMERIE E. DESFOSSÉS, 13, QUAI VOLTAIRE. — 2098.